即戦力

下肢静脈瘤診療実践ガイド

最新療法に基づく治療プラン

編 著

杉山 悟　広島逓信病院　外科部長
松原 進　広島逓信病院　放射線室技術主任

はじめに

杉山 悟 広島通信病院 外科部長

　2014年，下肢静脈瘤の分野で，高周波焼灼機器と新しいバージョンのレーザー焼灼機器が保険認可となった。今までとは明らかに違う，術後疼痛の極めて少ない治療機器であり，それは今後，本邦で血管内焼灼術が標準術式となることを決定づけたと言っても過言ではない。

　これまで下肢静脈瘤に関しては多数の成書がみられ，その多くがストリッピングを基本術式とし，血管内治療を新しい治療と位置付けてきたが，今後は血管内治療が標準術式で，ストリッピングを旧式の治療と位置付けていくものに変わると思われる。そして，本幹の焼灼術が画一的な標準手技となるため，プロとしての仕事かどうかは，適応の選択や本幹以外の手術，硬化療法などの選択・手技にかかってくると言えるかもしれない。

　本書は，教科書的な順序に従って記載されているが，その実，一般的な考え方というよりは，筆者が現時点で下肢静脈瘤について考えている「独断」も含まれている。下肢静脈瘤の疾患概念，検査方法，手術適応，術式の選択，手術手技などについて現在までに行った自らの臨床経験や研究を根拠にして書き下ろした。至らぬところも多いかもしれないが，今後，下肢静脈瘤の治療を行うにあたってのヒントを豊富に盛り込んだものと自負している。ぜひ，それぞれの施設がステップアップを目指す上で役立てていただきたい。

　2015年6月

目　次

1　疾患概念と病態生理──診療に必要な基本的項目　　1

- A．疾患の概念　1
- B．下肢静脈の解剖と病態生理　3
- C．理学的検査，脈波検査法（静脈機能の無侵襲診断法）　8
- D．下肢静脈瘤の臨床分類　10
- E．治療の適応　13
- F．まとめ　16

2　超音波検査──最も重要な診断技術　　18

- A．検査機器　18
- B．基本手技　20
- C．検査体位　28
- D．検査手順　33
- E．記載方法　42
- F．稀な静脈瘤とその他の疾患　48

3　治療の実際──血管内焼灼術を中心とした最新治療プラン　　57

- A．治療方法の選択　57
- B．手術の実際　63
    1. 術前マーキング　63
    2. 血管内焼灼術　64
    3. 血管内治療時代のストリッピング術　90
    4. 瘤切除術の基本とコツ　93
    5. 硬化療法　101

4 圧迫療法と生活指導——治療の成否を決める術後ケア　109

- A. 術後の管理　109
- B. 弾性ストッキングの効用　111
- C. 弾性ストッキングの穿き方　112
- D. うっ滞性潰瘍に対する圧迫療法　118
- E. 弾性ストッキングの合併症　121

あとがき　123

参考文献　124

索　引　126

■おことわり

本書記載の薬剤・製品名は一般に各開発メーカーの商標または登録商標です．
本文中では，"TM"ないし"®"のマーク表示を省略いたします．

疾患概念と病態生理
診療に必要な基本的項目

A 疾患の概念

　形態的に，静脈が囊状，円筒状に異常拡張し，蛇行を伴うものが静脈瘤と定義されている。しかし，表在静脈が膨れているというだけでは，病態が正しく理解されない。下肢静脈瘤の本質は足の表在静脈が膨れていることではなく，下肢静脈の機能不全とそれに伴う静脈のうっ滞症状である。

　下肢静脈瘤は古代文明の頃からすでに疾患として扱われ長い歴史を持っている。紀元前には静脈瘤を麻酔なしで切除したという。また，静脈性の潰瘍に圧迫包帯が効果を有することはすでにヒポクラテスが指摘していたと言われ，基本的な治療方針はすでにこの頃から培われていたと言える。しかし，それほど前から常識になっている圧迫療法が現代でも正しく行われず，うっ滞性潰瘍が何年も放置されていることも少なくない。

　視診だけで，ある程度の診断が容易であるがゆえに，下肢静脈瘤は往々にして単なる美容的要素の強い疾患に思われがちである。しかし，単純に「足の静脈が膨れている醜い病気」と考えたのでは正しい診療はできない。

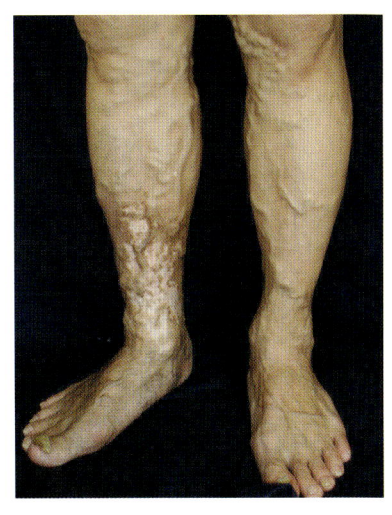

図1-1　皮膚病変を伴う下肢静脈瘤

この疾患が，足の皮膚変化，筋肉疲労から始まり，体調，職業との関連，精神的苦痛など社会生活にどのように影響しているかを知って初めて，治療方針が決定される。その患者を治療した場合に，どの程度うっ滞症状の改善効果が得られ，その後の生活にどのような影響を与えるかを的確に評価してこそ，正しい治療方針を患者に示すことができる。正しい選択をすれば，足の倦怠感を訴える患者は治療によって症状が劇的に改善される。逆に，まったく症状のない患者を敢えて治療して，神経障害など不快な症状を新たに生み出しトラブルになることもあり得る。

　下肢静脈瘤では，本来心臓に速やかに戻っていくべき血液が表在静脈の弁不全のため下腿に引き返し，下肢がうっ血した状態になっている。さらに下肢の静脈不全は静脈圧の上昇を産む。慢性的な下肢静脈圧の上昇（静脈高血圧）は，下肢筋力の慢性疲労，浮腫，うっ滞性皮膚炎，色素沈着，皮膚硬化などをひき起こし，難治性の皮膚潰瘍を形成するに至る。

■見逃しやすいうっ滞症状

　うっ滞性皮膚炎は，静脈瘤を治療する上で必ず知っておかなければいけない病態である。一見，静脈瘤が原因とは思えない皮膚炎が，静脈瘤の治療後2日目から速やかに治癒に向かっているのを見て驚かされることがある（図1-2）。長い間，皮膚科に通って治癒しなかった患者が静脈瘤の治療を受けて

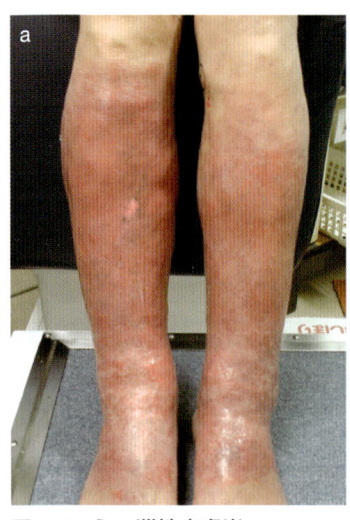 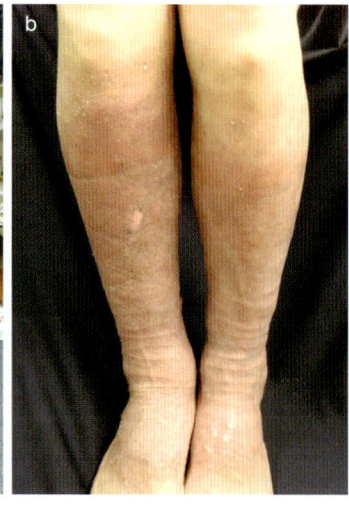

図1-2　うっ滞性皮膚炎
a：手術前，b：術後2日目（衝撃的な改善を認める）

改善するのは稀ではない。初診時に，うっ滞性皮膚炎に対する知識があるかどうかで，患者が有効な治療を受けられるかどうかが決まるのである。

　膝痛が下肢静脈瘤の治療後に改善するのを経験することは稀ではない。経験の少ない医師は「静脈瘤の治療をして膝が治るはずがない」と思うだろう。実は筆者もかつてはそう思っていた。しかしそれは，下肢静脈瘤の本質を知らなかったからである。下肢静脈瘤が静脈のうっ滞とそれに伴う下腿筋肉の volume overload であるという本質を捉えれば，容易に理解できることである。**70歳以上の下肢静脈瘤患者で，下肢の筋肉の委縮が進んで膝に負担がかかっているケースでは，積極的に治療を勧めるべきである。**膝の負荷が取れることが QOL 向上に寄与する。もし，足のうっ滞症状を相談された医師が「そんなの病気じゃないから放っておきなさい」と見放したら，その患者は治療を受けるチャンスを失うことになる。治療によってどのような QOL の改善が見込めるかを正しく見極めて初めて，下肢静脈瘤の治療が理解できると言える。

B 下肢静脈の解剖と病態生理

　下肢静脈瘤の病態と治療法を理解するのに必要な下肢静脈の解剖，および治療に必要な神経の解剖を解説する。

　下肢の静脈は，筋肉の中を走る**深部静脈**と皮下を走る**表在静脈**，およびそれらを結ぶ**穿通枝**に分けられる。CT 図（図 1-3）を見るとその解剖が一目瞭然である。黄色い線で囲まれた部分は筋膜の中に相当するので深部静脈，外側にあるのが表在静脈である。

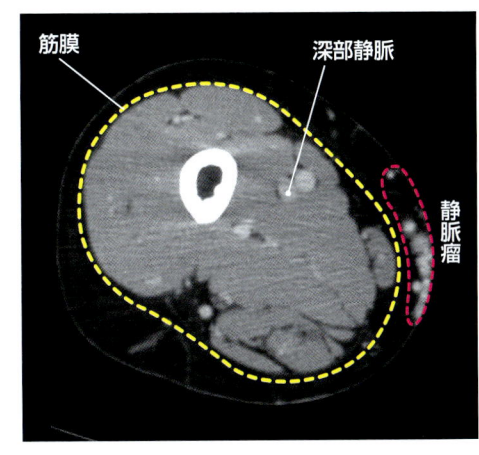

図 1-3　下肢の CT 像

通常，静脈は穿通枝を介して表在静脈から深部静脈に流れ込む．流れは末梢から中枢に向かい重力に逆らって心臓まで登るため，その逆流は静脈内の弁によって妨げられている．深部静脈に流れ込んだ静脈血は，筋肉の収縮によって絞り出され，中枢側に運ばれる．筋肉が弛緩しても，弁機能があるためその血は逆流せず，筋肉内や表在の静脈から流れ込んだ静脈血で再び満たされ，筋肉の次の収縮を待つ．その様子はあたかも心臓の左心室に似ており，しばしば下腿筋を「第二の心臓」と称するゆえんである．

1．表在静脈

　主な表在静脈には大伏在静脈系と小伏在静脈系があり，それらの逆流の有無が，病態，治療法に直結する．まず，大伏在静脈は内果から下腿・膝の内側を上行し，そけい部で大腿静脈に合流する（伏在静脈-大腿静脈接合部）（sapheno-femoral junction：SFJ）．下腿（膝の10cm程度下方）には前と後ろに回る枝があり，ここは伏在筋膜の外にあるので下肢静脈瘤の多くがこの部位で瘤化する．大腿部で前方，後方から副伏在静脈が合流し，そけい部で浅腹壁静脈，浅腸骨回旋静脈などが合流する（図1-4）．

　大伏在静脈は浅在筋膜（saphenous fascia）と深在筋膜（muscular fascia）に挟まれた区画に存在していることが特徴で，この区画は **saphenous compartment** と呼ばれ，血管内焼灼術を行う際のキーワードとなる．副伏在静脈は往々にして伏在静脈よりも太いことがあり，場合によっては，二重伏在静脈（double saphenous vein）に見えることがあるが，伏在静脈は saphenous com-

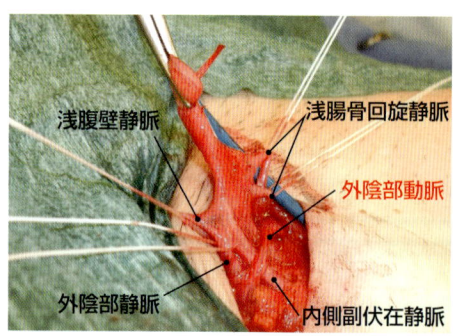

図1-4　伏在静脈-大腿静脈接合部
（sapheno-femoral junction：SFJ）
外陰部動脈が大伏在静脈をまたいでいることに注意．

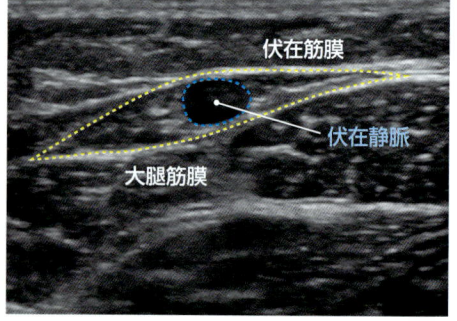

図1-5　Saphenous eye
伏在筋膜と大腿筋膜で作る横断像は目の形をしている．

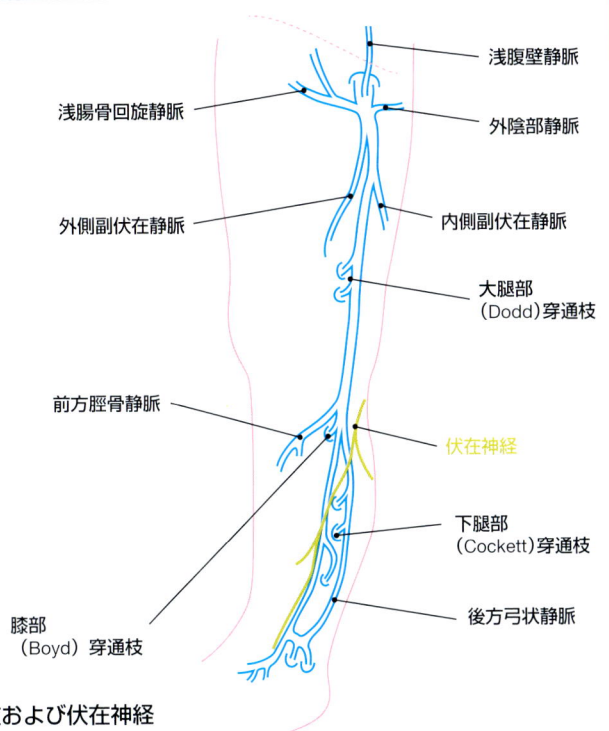

図 1-6 大伏在静脈とその分枝および伏在神経

partment の中を，副伏在静脈は saphenous compartment の外（皮下脂肪内）を走行することで区別される。

伏在神経は大腿神経の感覚枝で，内転筋を貫き下腿で大伏在静脈と並走する（図 1-6）。大伏在静脈が全長にわたって逆流している時に，全長ストリッピングや全長焼灼を行うと伏在神経損傷を招く恐れがあるので，注意が必要である。

一方，**小伏在静脈**は足関節の外側から下腿の後面中央を上行し，多くは膝窩静脈に合流する（伏在静脈-膝窩静脈接合部）(sapheno-popliteal junction：SPJ)。しかし，膝窩静脈との合流部は必ずしも膝窩部とは限らず，高位で合流することもあれば，大伏在静脈に連続するなど，破格が多くみられる。小伏在静脈から大伏在静脈に合流する枝は Giacomini 静脈と呼ばれている。

小伏在静脈は足首の高さで外側（第五趾側）を走行し，下腿遠位では腓腹神経が並走する（図 1-7，1-8）ので，小伏在静脈は遠位のストリッピングや焼灼術を回避するのが常道である。

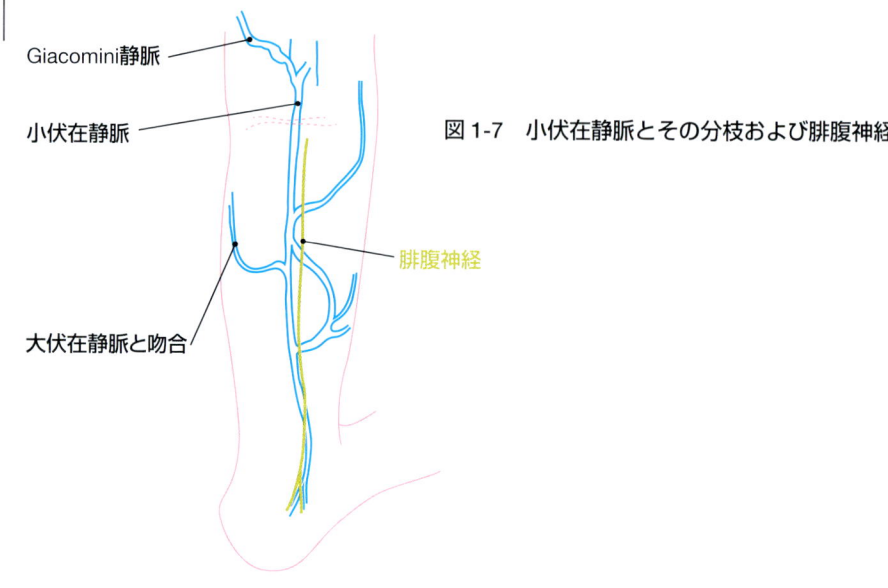

図 1-7　小伏在静脈とその分枝および腓腹神経

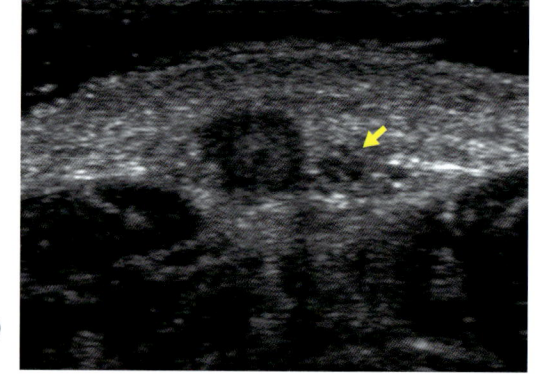

図 1-8　小伏在静脈と腓腹神経（矢印）のエコー像

　穿通枝は表在静脈と深部静脈をつなぐ経路で，血液は表在静脈から深部静脈に流れるのが普通だが，下肢静脈瘤では深部静脈から表在静脈に逆流するようになる。すなわち，表在静脈および穿通枝の弁機能が悪くなり，深部静脈から表在静脈に静脈血が逆流する。弁径が大きくなって逆流する穿通枝は不全穿通枝（IPV）と呼ばれる。こうして，筋肉が収縮した時に，血液が絞り出されて，中枢側に運ばれなければならない筋肉内の静脈血が，SFJ，SPJ，不全穿通枝，という穴から皮下に漏れ出してくるイメージである。表在静脈に漏れ出してきた血液は，再び深部静脈に流れこむ（図 1-9）。収縮すること

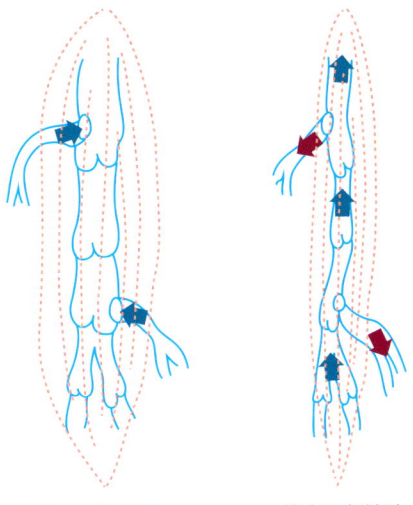

図1-9 弁不全がある場合の筋肉の弛緩時と収縮時の静脈の流れ

により静脈血を中枢に送り出す下腿筋のポンプ機能の効率が静脈瘤では極めて悪くなっているのがわかる。心臓でいえば、僧帽弁閉鎖不全症における左心室の volume overload に相当する。このように、静脈瘤は下腿筋にとって volume overload の状態であるという概念が、後述する症状の理解や治療後の血行動態の理解のために非常に重要である。

穿通枝は、Dodd, Boyd, Cockett などと呼ばれてきたが、2006年の国際静脈学会の方針に基づき、現在は単に部位で呼ぶのが一般的である。弁機能が失われた不全穿通枝の病態や治療方法については議論のあるところで、その取扱いについては超音波検査の項や治療方法の項で述べる。

2. 深部静脈

深部静脈には同名動脈と並走する導管静脈と、筋肉内に静脈洞として存在するものがある。前者は、前・後脛骨静脈、腓骨静脈は通常1本の動脈に2本の静脈が並走しており、膝窩静脈、浅大腿静脈、深大腿静脈、総大腿静脈はそれぞれ同名動脈に並走する。後者は、腓腹筋・ヒラメ筋の中に、それぞれ腓腹筋静脈・ヒラメ筋静脈が静脈洞として存在する。静脈洞は、血栓閉塞することにより肺血栓塞栓症の栓子になり得る。高齢者では無症状で静脈洞に血栓を認めることは稀ではないが、若年者で静脈洞に血栓を認める場合には、血栓性素因についての検査が推奨される。

C 理学的検査, 脈波検査法 (静脈機能の無侵襲診断法)

　静脈瘤の診断については,古くからさまざまな理学的検査法と各種機器による無侵襲診断法が考案されてきた。理学的検査としては,Trendelenburg検査とPerthes検査が有名だが,超音波検査が発達してからは実施されることが少なくなった。Trendelenburg検査は,仰臥位下肢挙上の状態で大腿近位部に駆血帯を巻き,立位にさせた時の静脈瘤の充満度合いを見て,弁不全の位置を確認するもので,Perthes検査は,立位で駆血帯を大腿部に巻き,運動によって静脈の弁機能を評価するものである。

　脈波検査は静脈機能を無侵襲的に測定するもので,下記の方法が行われてきた。
1. ストレインゲージ法
2. 反射式光電脈波 (Photo Plethysmography:PPG)
3. 空気容積脈波 (Air Plethysmography:APG) 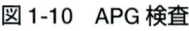文献 1,2

　脈波検査は術前術後の静脈機能の評価に有用である。

　下肢静脈は,足を挙げると空虚になり(図1-10a),足を下げると充満する(図1-10b)。その結果,下腿の体積はわずかに大きくなる(venous volume:VV)。静脈瘤では表在静脈の拡張により,下腿の体積は急速に大きくなる。弁

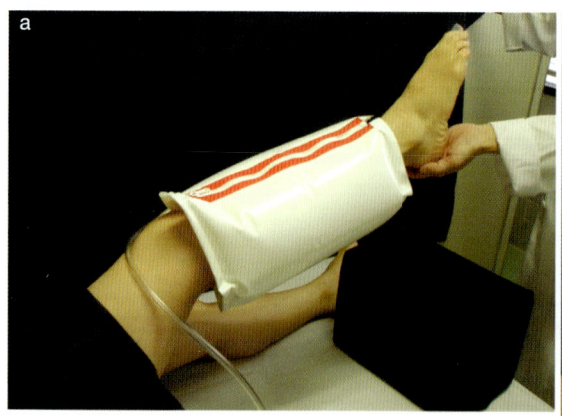
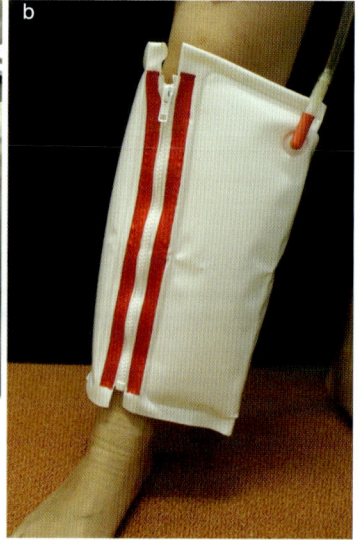

図 1-10　APG 検査
臥位で足を挙上した状態から下げた時に,静脈が充満して増える下腿のvolumeと充満速度を測定する.

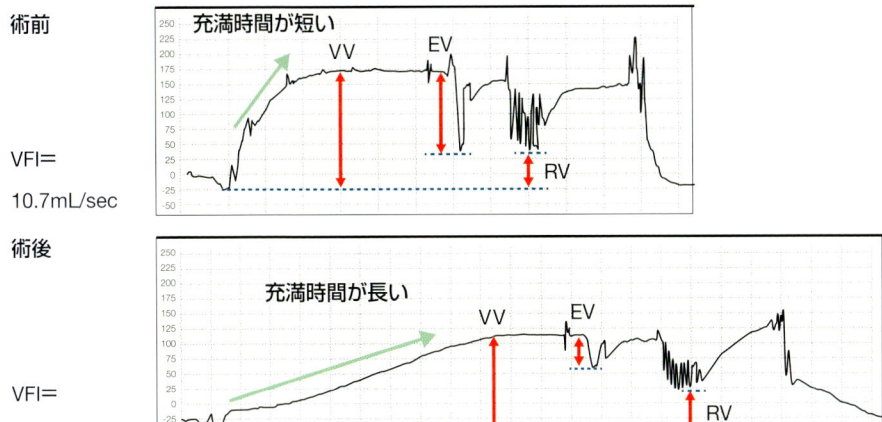

図 1-11 APGの実際の波形
VV：venous volume（mL）
VFI：venous filling index（mL/sec）（正常値＜2mL/sec）
EV：ejection volume（mL）　　RV：residual volume
EF：ejection fraction（％）＝EV／VV＊100
RVF：residual volume fraction（％）＝RV／VV＊100

の異常があるかどうかは，充満する速度（venous filling index：VFI）で判定される。VFIは2mL/sec以下が正常とされているが，大伏在系の静脈瘤では3mL/sec以上になることが多く，大きな静脈瘤では10mL/sec以上になることさえある。

一方，小伏在静脈系の静脈瘤ではVFIが2.0mL/sec未満のことも多く，APGを正しく評価する上で注意が必要である。すなわち小伏在静脈系の静脈瘤では，VFIが低くても症状の強いものがあり，治療によってその症状が著明に改善することが多いからである。

爪先立ち運動を行うと静脈血が中枢に運ばれていくので，静脈のうっ滞は少し改善して下腿の体積が小さくなる。この様子は，心臓が動脈血を拍出するのとよく似ている。爪先立ち運動を1回行って中枢に運ばれた血液量を1回拍出量（ejection volume：EV）と呼び，そのVVに対する比率をejection fraction（EF）（％）と呼ぶ。爪先立ち運動を10回した後に拍出しきれなかった量をresidual volume（RV），そのVVに対する比をresidual volume fraction（RVF）（％）と呼ぶ。

静脈瘤の診療上，VFI は閉塞性動脈硬化症の診療における ABI（ankle pressure index）のように，その病態を簡明に表す数字として非常に役に立つ。特に術前術後の静脈機能の改善度，術後に残存する下肢静脈高血圧の有無などが評価できる点で，手術の有用性評価や術後の臨床指導に有用である。

術後の VFI が正常値にならない患者については，今後の生活や就労において弾性ストッキングによる治療を推奨する。立ち仕事を長時間する場合，特にうっ滞性潰瘍症例には，術後の生活指導の際に脈波検査の数字を用いて説明すると説得力がある。

D 下肢静脈瘤の臨床分類

C（clinical classification）分類，E（etiological classification）分類，A（anatomical classification）分類，P（pathological classification）分類からなる CEAP 分類が用いられているが，一般的には C 分類（C0～C6）が重要である。

a）C 分類（clinical classification）

C0：No visible or palpable signs of venous disease
C1：Teleangiectasia or reticular veins （図 1-12）
C2：Varicose veins （図 1-13）
C3：Edema （図 1-14）
C4：Skin changes ascribed to venous disease
　　C4a：pigmentation, venous eczema （図 1-15）
　　C4b：lipodermatosclerosis, atrophie blanche （図 1-16）
C5：Skin changes as defined above with healed ulceration （図 1-17）
C6：Skin changes as defined above with present ulceration （図 1-18）

b）E 分類（etiological classification）

1. Congenital
2. Primary
3. Secondary （post-thrombotic, post-traumatic, other）

下肢静脈瘤のほとんどは一次性静脈瘤だが，Klippel Trenauney 症候群に代表される静脈形成異常や，動静脈瘻などの先天性の静脈瘤がある。また，深部静脈血栓症の後遺症として静脈瘤を発生した場合は二次性静脈瘤と呼ぶ。

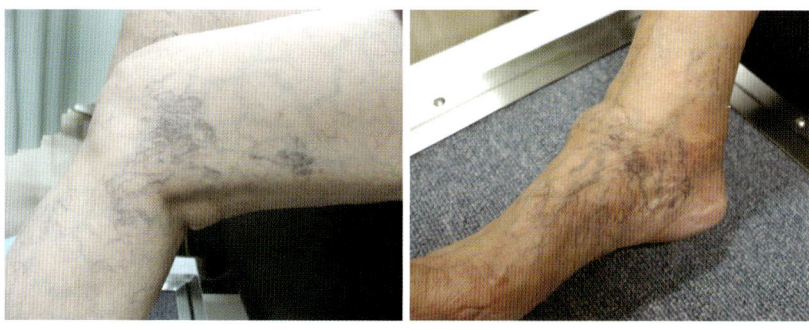

図 1-12　C1：Teleangiectasia or reticular veins

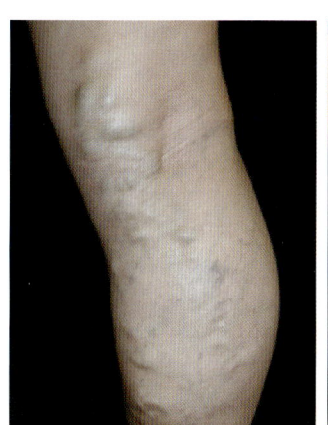
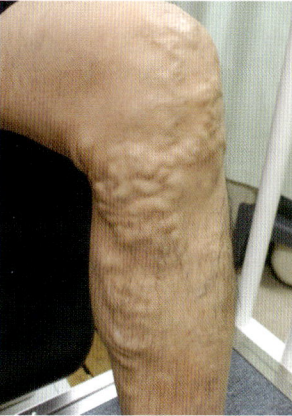

図 1-13
C2：Varicose veins

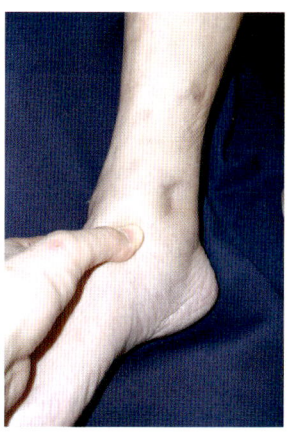

図 1-14　C3：Edema

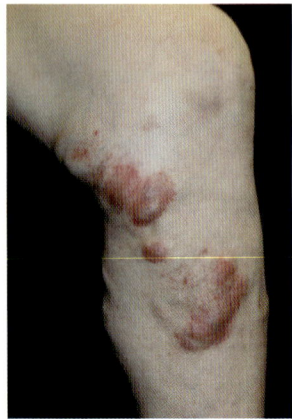
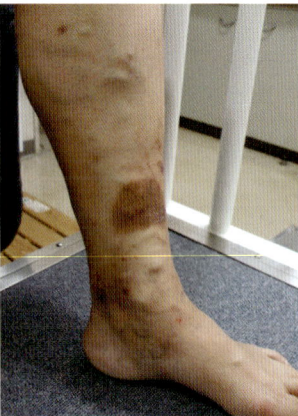

図 1-15 Skin changes ascribed to venous disease.
C4a：pigmentation, venous eczema

図 1-16 Skin changes ascribed to venous disease.
C4b：lipodermatosclerosis, atrophie blanche

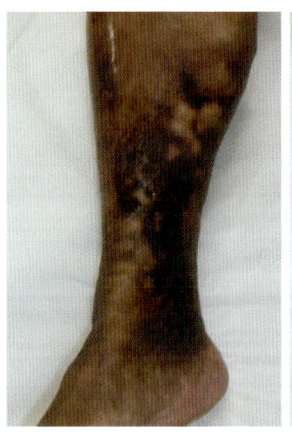
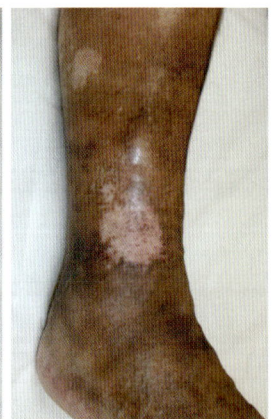

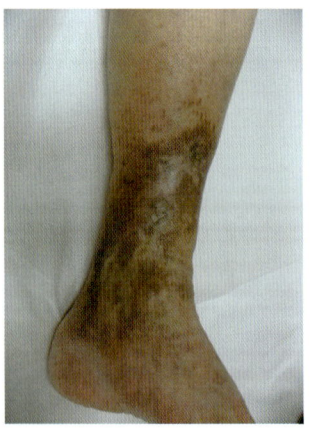

図 1-17 C5 Healed ulcer

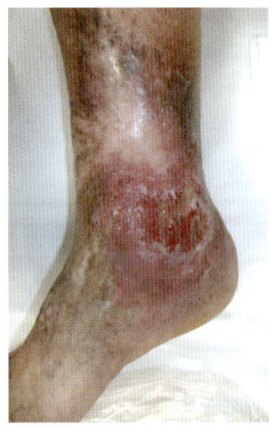

図 1-18 C6：Active ulcer

c）A 分類（anatomical classification）

1. superficial veins
2. deep veins
3. perforator

　通常，一次性の下肢静脈瘤では表在静脈の拡張が問題になることがほとんどだが，深部静脈の弁不全や不全穿通枝が原因になることがある。静脈瘤の治療においては，どの領域の弁不全が主体であるかが重要である。

d）P 分類（pathological classification）

1. Reflux
2. Obstruction

　P 分類では，静脈瘤に対して逆流，閉塞いずれの関与が大きいかで分類している。一次性静脈瘤では逆流が，深部静脈血栓による二次性静脈瘤では閉塞が，その本質になる。

E　治療の適応 文献 5,11,14

　基本的に，うっ滞症状のある下肢静脈瘤が治療対象となる。臨床分類では，C4 以上が治療の絶対適応，C3 以下が相対的な治療適応である。すなわち，皮膚に何らかの変化が起きてきたところで積極的に手術などの治療を勧めることになる。ただし C2〜C3 でも，うっ滞症状として足のだるさ，むくみ，こむらがえりなどの症状があり，治療を希望する患者は治療対象となる。まったく症状がない場合や，単に血栓症の危険が心配だというだけの場合は，積極的に治療を勧める対象とはならない。

　下肢静脈瘤度の治療によって自覚症状がどの程度改善するかを知ることは，治療の適応を判断する上で重要な情報である。筆者らのカルテからその改善度を調べてみた。片足の大伏在静脈系の静脈瘤症例に絞り，431 人の問診票を集計した結果，まず，治療前の主訴で一番多かったのは「足の疲労感」で全体の 72％，ついで「こむらがえり」54％，「足の腫れ」46％と続いていた。そして，これらの症状が治療後にどのくらい改善したかを集計したのが図 1-19 である。全体的には，治療前にみられたほとんどのうっ滞症状の 90％近くが改善することがわかった。

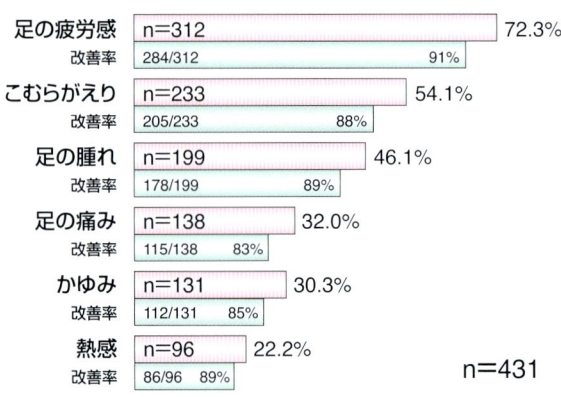

図1-19 下肢静脈瘤の自覚症状：治療前の主訴と治療後の改善度 文献 11,14

　また，治療前には静脈瘤の症状とは思っていなかった腰痛や膝関節痛，冷えなどの症状がよくなったという回答もあった。特に膝関節痛では，全体の20％程度の患者が，治療後に「膝が軽くなった」と感じていることがわかった（図1-20）。術前には想定していなかった効果があったと言えよう。
　このように，静脈うっ滞に伴う症状がある場合には，治療効果が高いことがわかる。患者の訴えに耳を傾け，静脈瘤治療が適切かどうかを見極める必要がある。
　この調査では対象に含まれていないが，小伏在静脈の静脈瘤は治療後にうっ滞症状が改善することが多いという印象がある。小伏在静脈領域の静脈瘤は見逃されやすいが，比較的手術侵襲は小さいにもかかわらず治療効果は高いと言える。
　しかし，逆にかなりひどい下肢静脈瘤を持ちながら，治療前にまったく症状を有しない場合もある。他人から指摘されて，仕方なく受診した場合などである。この場合は，積極的に治療を勧める価値は低いどころか悪影響を及ぼすことさえある。**無症状の症例に手術をすると，術後に神経症状が発生するなど，術前に比べてQOLが明らかに落ちることがあるからである。下肢静脈瘤は良性疾患であることを考え，無意味な手術・加療は避けるべきである。**
　ただし，無症状でもVFIが高ければ手術を勧めていいと考えられる場合がある。それは70歳前後の高年齢者である。自分では単に「歳のせいだ」と思って意識しなかった足の疲労感が，治療後に劇的に改善する場合が少なく

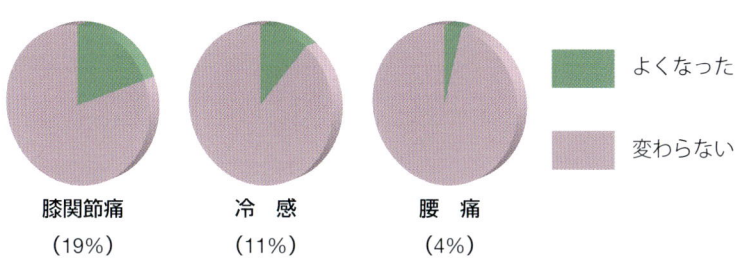

図 1-20　治療前にあまり意識していなかった症状の改善率

ない。筋肉の委縮が急激に進む 70 歳代では下肢静脈瘤が大きな負荷となって運動が億劫になり，さらに筋肉が衰え，だるくなり，その結果，足が腫れやすくなり，またさらに足が重くなり，という悪循環がよくみられる。下肢静脈瘤の治療で足の負荷が取れ，膝や腰の痛みが落ち着くことは少なくない。足の負荷が取れたことが悪循環を断ち切り，足がスムーズに動くようになったことが遠因となって体全体の調子が良くなったものであろう。すなわち，静脈瘤の治療によって ADL が上がり QOL が高くなったのである。これは「下肢静脈瘤は単なる美容的な疾患だ」という概念で静脈瘤を診ていると発想できないことである。

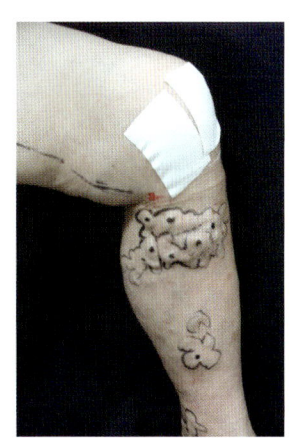

図 1-21　長年，膝の痛みを持つ静脈瘤症例
膝の湿布が痛々しい．下肢静脈瘤治療後に膝の負担が軽くなることはけっして稀ではない．

F まとめ

　患者の訴えによく耳を傾け，下肢静脈瘤がどの程度暮らしに影響しているかを見極め，治療に導く必要がある．症状がどの程度，生活に影響しているかを調べるためにCIVIQという質問書式があり，治療前後の自覚症状改善の評価に使われている．質問項目が多いのが難点だが，治療を迷っている患者の判断材料として使ってみるのもよい．

　患者ができるだけ手間のかからない方法で，現在の訴えを正確に伝えられるように考慮したい．治療の第一歩は，患者の現在の症状を正しく引き出すことから始まる．こうした問診票は，患者自身が自分の訴えを整理する際にも役に立つものである．

◆静脈瘤アンケート◆

この質問票は，足の静脈瘤による足の症状が日常生活にどれほど影響しているかを調べます．
最もあてはまる答えを丸で囲んでください

① この1ヶ月で足の痛みをどの程度感じましたか？　　　　1. ない　　　　2. 軽い　　　3. 中くらい　　4. 強い　　　5. 激痛
② この1ヶ月で仕事や日常生活で不自由さを感じましたか？　1. 感じない　　2. 軽い　　　3. 中くらい　　4. 強い　　　5. 非常に
③ この1ヶ月でどのくらい眠れないことがありましたか？　　1. 全くない　　2. 少し　　　3. ときどき　　4. 頻繁に　　5. 毎晩

この1ヶ月で　足の静脈瘤が原因で次の動作や活動が苦に感じることがありましたか？

④ 長時間　立つこと　　　　　　　　　　　　　　　　1. 全く苦に感じない　2. 少し感じた　3. 中くらい　4. とても苦　5. できない
⑤ 階段をのぼる　　　　　　　　　　　　　　　　　　1. 全く苦に感じない　2. 少し感じた　3. 中くらい　4. とても苦　5. できない
⑥ しゃがむ，ひざまずく　　　　　　　　　　　　　　1. 全く苦に感じない　2. 少し感じた　3. 中くらい　4. とても苦　5. できない
⑦ 早足で歩く　　　　　　　　　　　　　　　　　　　1. 全く苦に感じない　2. 少し感じた　3. 中くらい　4. とても苦　5. できない
⑧ 電車，飛行機，バスや車での旅行　　　　　　　　　　1. 全く苦に感じない　2. 少し感じた　3. 中くらい　4. とても苦　5. できない
⑨ 家事（台所仕事，掃除，洗濯や子供の世話等）　　　　1. 全く苦に感じない　2. 少し感じた　3. 中くらい　4. とても苦　5. できない
⑩ 外出（外食，お祭りや冠婚葬祭出席等）　　　　　　　1. 全く苦に感じない　2. 少し感じた　3. 中くらい　4. とても苦　5. できない
⑪ 運動や体を使うきつい作業等　　　　　　　　　　　1. 全く苦に感じない　2. 少し感じた　3. 中くらい　4. とても苦　5. できない

足の静脈瘤の症状は日常生活や仕事のやる気に影響することがあります．
この1ヶ月であなたが下記について感じることがありましたか？

⑫ 落ち着かずイライラする　　　　　　　　　　　　　1. 全くない　2. 少し感じた　3. 中くらい　4. かなりある　5. いつも
⑬ すぐに疲れる　　　　　　　　　　　　　　　　　　1. 全くない　2. 少し感じた　3. 中くらい　4. かなりある　5. いつも
⑭ 他人に迷惑をかけていると思う　　　　　　　　　　1. 全くない　2. 少し感じた　3. 中くらい　4. かなりある　5. いつも
⑮ 足を伸ばすときや長時間立つときなどは，いつも用心する　1. 全くない　2. 少し感じた　3. 中くらい　4. かなりある　5. いつも
⑯ 他人に足を見せるのが恥ずかしい　　　　　　　　　1. 全くない　2. 少し感じた　3. 中くらい　4. かなりある　5. いつも
⑰ 気が立って怒りっぽい　　　　　　　　　　　　　　1. 全くない　2. 少し感じた　3. 中くらい　4. かなりある　5. いつも
⑱ ハンディキャップ（不利な立場）を感じる　　　　　　1. 全くない　2. 少し感じた　3. 中くらい　4. かなりある　5. いつも
⑲ 朝，家事や仕事にとりかかるのに困難を感じる　　　　1. 全くない　2. 少し感じた　3. 中くらい　4. かなりある　5. いつも
⑳ 外出するのがおっくうに感じる　　　　　　　　　　1. 全くない　2. 少し感じた　3. 中くらい　4. かなりある　5. いつも

図1-22　CIVIQ（chronic venous insufficiency questionnaire）（日本語に改変）

1. 疾患概念と病態生理

下肢静脈瘤 問診票

氏名	年齢　　才　男・女	身長　　　cm
職業	電話番号　（　）　－	体重　　　kg
住所		
紹介者がおられる場合　お書きください（　　　）さま／先生		

問診
- ご職業は立ち仕事ですか？　　はい・いいえ
- 静脈瘤がでてきたのはどれくらい前からですか？　　　　年前
- 女性の場合　ご出産は何回ですか　　　　回
- ご両親・ご兄弟姉妹に下肢静脈瘤の方がおられますか？　はい・いいえ
- いまの症状で、あてはまるものにチェックを入れてください
  - □ あしが重い・だるい・疲れやすい
  - □ あしが腫れる
  - □ こむら返り（下腿のけいれん）がおこる
  - □ かゆみがある
  - □ 見た目が醜いと思う
  - □ 静脈瘤が痛い
  - □ 熱感がある

図1-23　筆者らの用いている初診時の簡単な問診票

超音波検査
最も重要な診断技術

　　下肢静脈瘤の治療が抜去切除術（ストリッピング術）から血管内治療に大きくシフトしたことに伴い，診断から治療に至るまで超音波検査の重要性はますます高まってきた。2011年に出された米国のガイドライン（Guidelines of the Society for Vascular Surgery and the American Venous Forum）文献7では，下肢静脈瘤の診療において初診から超音波検査を行うように推奨されている（grade 1A）。今や，超音波検査の習熟なしで下肢静脈瘤の診療はできない。本章では，下肢静脈瘤の診断に重要なポイントを順を追って説明する。

　　下肢静脈瘤超音波検査では，治療方針決定のために，表在静脈の逆流評価を正確に行わなければならない。

1. **表在静脈に逆流があるか？**：弁不全によって生じる逆流を的確に捉えるためには，検査機器の適切な設定，血流誘発方法，プローブ走査方法などの習熟が必要となる。
2. **逆流源や逆流の伸展はどのような走行か？**：逆流を認めた場合，どこから，どこまで，どのように走行しているかを正確に記録しなくてはならない。この記録のためには，繊細なプローブ走査が必要である。
3. **静脈瘤以外に下肢症状の原因はないか？**：静脈瘤外来を受診する患者には，下肢の愁訴の原因が静脈瘤以外であるケースが少なからず紛れ込んでいる。検者としては静脈瘤だけにとらわれず，種々の原因を想定する必要がある。

検査機器

　　下肢静脈瘤超音波検査では，高周波リニアプローブとドプラ機能があれば高性能の機器は必要としない。

1. プローブ

　　表在静脈の評価にはリニアプローブが必須である。できるだけ高周波のものが望ましいが，7.5M以上あれば十分評価可能である。

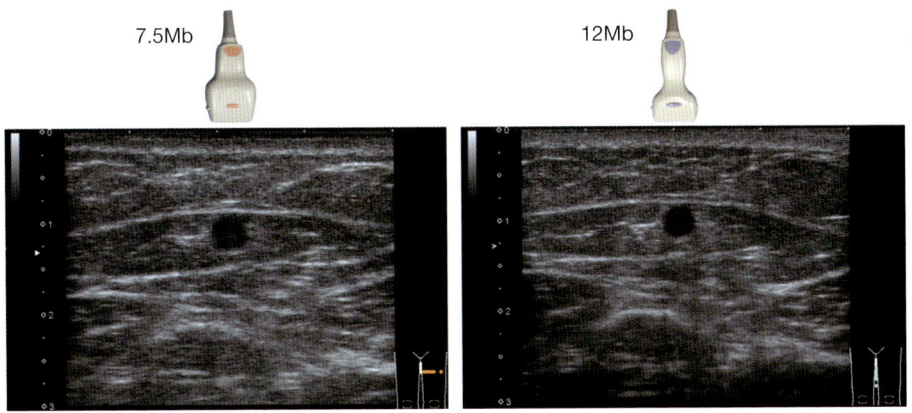

図 2-1 プローブの特性　浅い領域では 12M プローブ画像が高精細であるが，深い領域では 7.5M プローブ画像の情報が多い．

　周波数が高ければ浅い領域がより高精細に描出されるが，減衰が強くなるため深い領域は見えづらくなる。

　静脈瘤外来を受診する患者には深部静脈血栓症があり得るため，それを見逃してはならない。リニアプローブでは深部静脈は描出不良であることも多いため，コンベックスプローブもあれば有用である。

2. Bモード画像設定

1. 観察する視野深度は 3〜4cm 程度とする。
2. 筋膜などがぎらつかない程度にダイナミックレンジをやや広めにし，血管内腔が無エコーにならないようにする。こうすると目も疲れにくくなる。

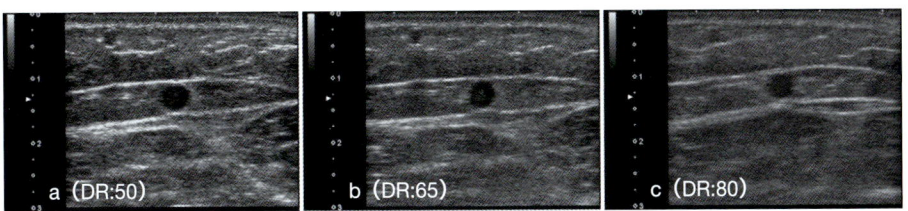

図 2-2　Bモード画像設定
a（DR:50）：ぎらついており，深部のシグナルが不明瞭な不適切な画像．
b（DR:65）：内腔エコーがわずかに見え，腺筋膜以深のシグナルも残った適切な画像．
c（DR:80）：コントラストが低下しており，血栓が見えにくい可能性がある．

B 基本手技

1. プローブコントロール

　表在静脈の観察では，繊細なプローブコントロールが必要である。血流シグナルの評価に困難を伴う状況（対象となる静脈が数ミリ径，細い足で表在静脈が皮膚面に浮き上がっている，脛骨前面の走査など）も多く，連続した逆流評価や追跡を容易にするか否かは，プローブコントロールの優劣に左右される。

■保持法（持ち方）

1. プローブ下部を親指と人差し指・中指で挟むように持つ。
2. **薬指，小指の指先を皮膚面にあて**プローブを支える。
3. 指や手掌の小指球が観察部の中枢側／末梢側の静脈を圧迫しないよう注意する。

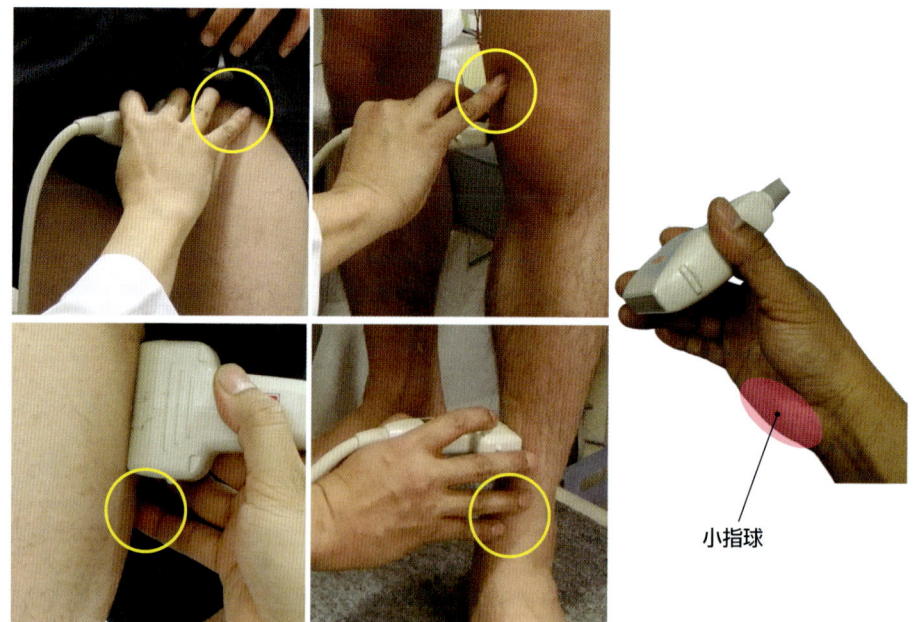

小指球

図 2-3　プローブの持ち方とあて方
操作しやすいように自由度を確保すると同時に，静脈を圧迫することなく安定した画像を得るため，検者の薬指と小指を上手に使う。

2. 逆流評価

静脈逆流を評価するためには，パルスドプラ法とカラードプラ法のドプラ機能を用いる。

a) パルスドプラ法

Bモード表示とパルスドプラを併用（duplex scanningと呼ばれる）し，その波形から逆流の有無を評価する。この画像は，逆流の客観的な証拠として最も適している。以下，図2-4に沿って解説する。

① **順流シグナル**：プローブより末梢側を用手的に圧迫（ミルキング）することにより誘発された血流シグナル。プローブを頭側方向に見上げるように傾けているため遠ざかる血流（下向き）として表される。
② **逆流シグナル**：弁不全によって生じた足側方向への血流シグナル。プローブに向かってくる血流（上向き）として表される。一般的に0.5秒以上で逆流と判断される[文献17]。

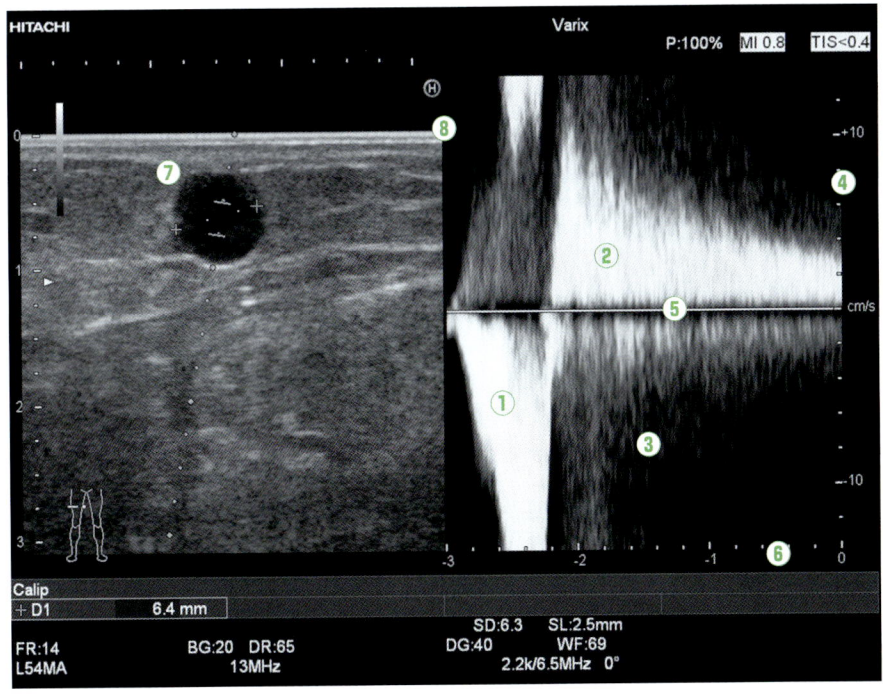

図2-4 duplex scanning 画像

③ **ドプラゲイン**：背景にノイズがのらない程度に下げる。少々高く，ドプラ波形にノイズがのっても評価に問題はなく，個々に調整する必要はない。

④ **流速レンジ**：逆流速度は低いため，ドプラ角度に関わらず 10～20cm/sec 程度にする。誘発血流の波形に折り返しが生じても問題はない。

⑤ **ドプラフィルタ**：血流成分以外の信号を除くためのフィルタ（ローカットフィルタ）は，低速成分のノイズをカットするものであるが，ベースライン付近の低流速波形をカットしすぎないように調節する。

⑥ **スイープ速度**：パルスドプラ法のスイープ速度は可変であるが，時間の設定幅は 3～5 秒程度で十分である。横軸の 1 目盛りは 1 秒であり，逆流時間を計測しなくても目視で判断可能である。

⑦ **静脈径の計測**（図 2-5 参照）：表在静脈径の計測は治療方針の決定に重要である。静脈をプローブで圧迫変形していなければ最も短い径を計測する。静脈を圧迫変形させないプローブコントロールが必要である．

⑧ **ドプラレイアウト**（図 2-6 参照）：duplex scanning 画面では，それぞれの画像サイズが変更可能である。
  ▶ B モード画面で数ミリの静脈径の計測が必要なこと。
  ▶ 静脈からはずれやすいサンプリングボリュームの位置がわかりやすいこと。

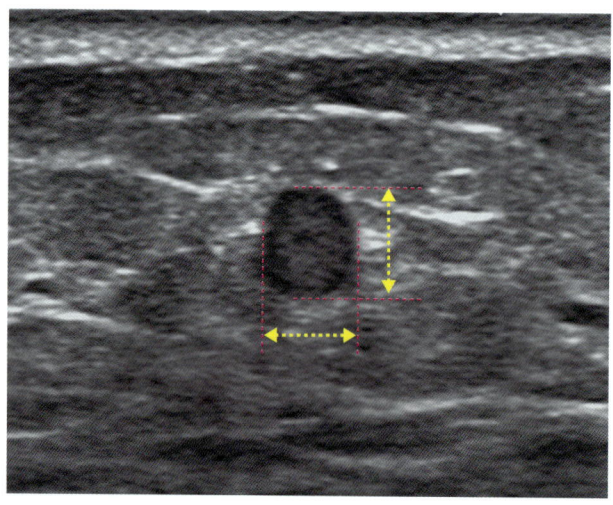

図 2-5 静脈径の計測
できるだけ円形の状態で計測する．プローブで圧迫すると静脈が変形する．

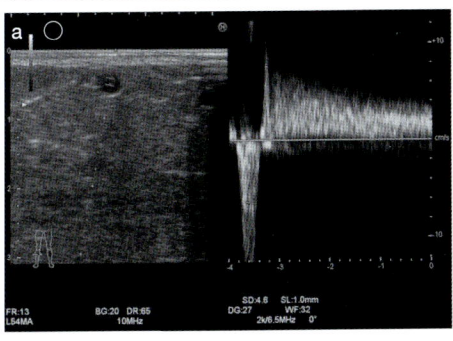 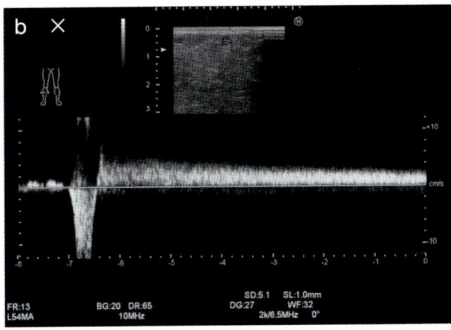

図 2-6　ドプラレイアウト
a：左右2分割（1：1），適している．b：上下2分割（1：2），適さない
カラードプラも作動させると，著しくBモードのフレームレートが下がるため控える．

▶スイープ速度は3〜5秒程度で十分に逆流を評価できること。

上記の理由から，左右二分割（1：1）表示の方が利便性が高い（図2-6）。

b）カラードプラ法

　プローブをあてている部位における逆流の有無が，Bモード画像上で容易に判断できる。プローブを頭側に傾け，逆流シグナルを赤色に表示させるとイメージしやすい。

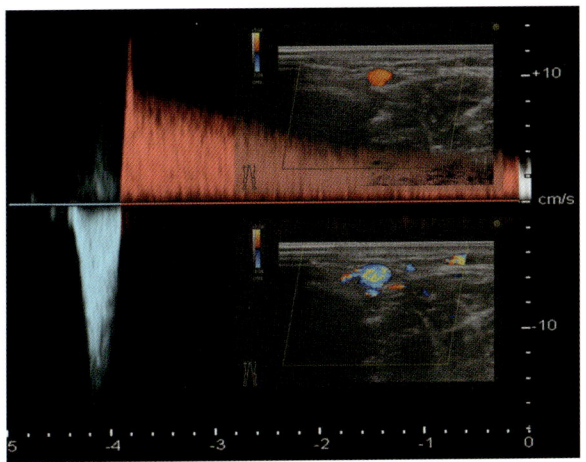

図 2-7　カラーを対応させたパルスドプラ波形のイメージ図（合成）
頭側向きの血流は青色，足側向きの血流は赤色で表示される．

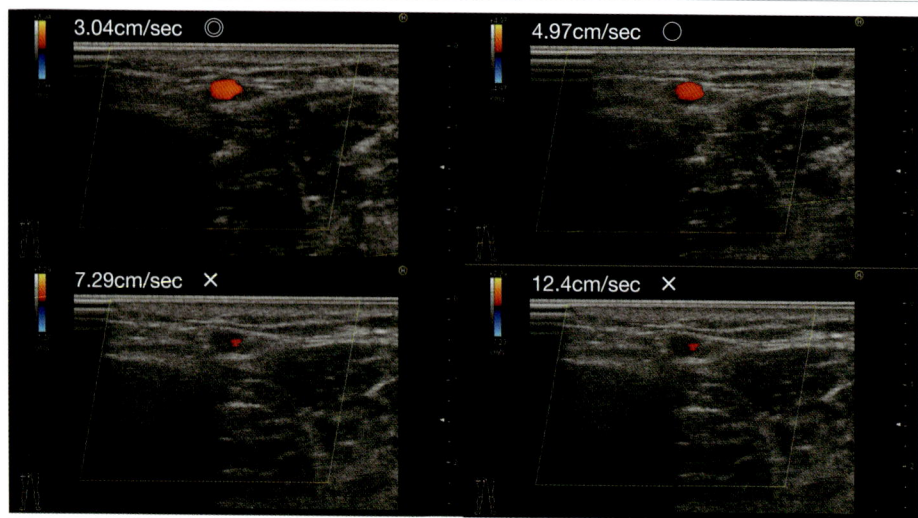

図 2-8 カラードプラの流速レンジ：流速レンジが高いと十分な逆流シグナルを得られない．

　　　ドプラゲイン：やや高めに設定する。
　　　流速レンジ：3cm/sec 程度に設定する（図 2-8）。
　　　カラードプラ法では逆流シグナルを見逃さないことが最も重要であり，上記設定ではカラーノイズは増えやすくなるが，逆流評価に問題はない。

c）ドプラにおけるプローブコントロール

　表在静脈のドプラ評価では他の脈管エコーと異なり，**短軸で評価する**．
1. 表在静脈は細いうえ，血管径を計測する必要がある。
2. 長軸での描出は難しく，時間がかかる。
3. 長軸走査では，プローブや手がプローブより末梢側の静脈をつぶしている可能性がある（図 2-9）。

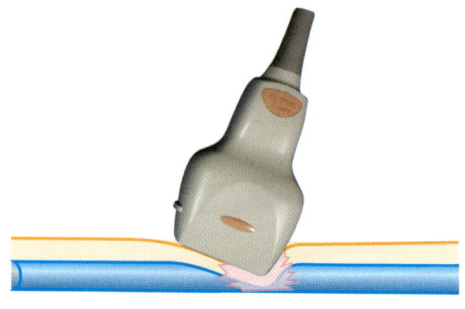

図 2-9
長軸走査では静脈の末梢側をつぶす恐れがある．

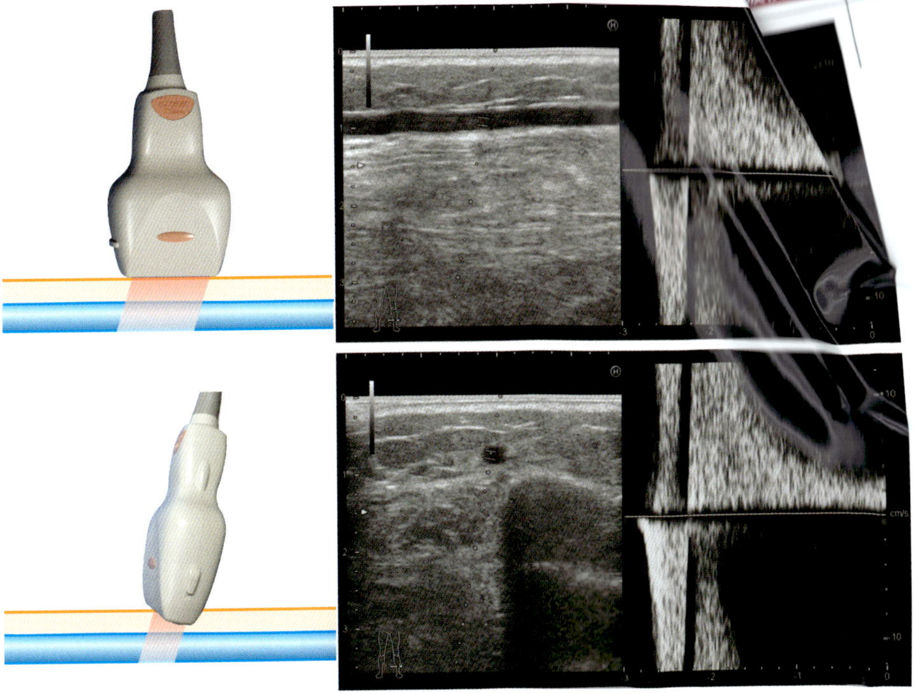

図 2-10 長軸-短軸　血流シグナルの比較
長軸のスラント機能をかけた血流シグナルと，短軸でプローブに角度をつけた血流シグナルに，明らかな差は見られない．

　　血流速度や流量は重要ではなく，逆流の有無を評価するだけなら，短軸で十分である．短軸走査による逆流評価では下記の点に注意する．
1. プローブをやや傾けて血流シグナルを増加させること（図 2-11）。
2. 血流の向きを認識しておくこと。

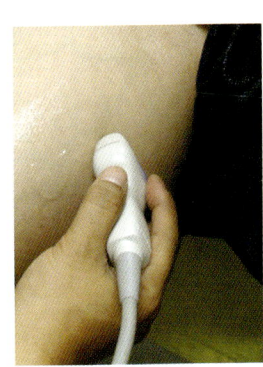

図 2-11　逆流を強調する
足側から頭側へ見上げるようにプローブを傾けると逆流が強調される．パルスドプラ法では向かってくる血流，カラードプラ法では赤色で表示される．

3. 安静時の下肢静脈血流は非常に低速であるため，中枢方向（心臓方向；順流）への血流誘発が必須である．一般的にミルキング（milking）と呼ばれる．
   1. プローブ位置より末梢側の下腿筋群を用手的に圧迫する．
   2. 『ぎゅっ！』と瞬間的に圧迫し『ぱっ！』と同じく瞬間的に解放するのではなく，『むぎゅーん』と，ややゆっくりかつしっかりと圧迫し，『ぱっ！』と瞬間的に解除する（図 2-12）．
   3. 腹式呼吸の深吸気下（valsalva 負荷）でのミルキング法は，下腿までの逆流シグナル増加に効果がある．

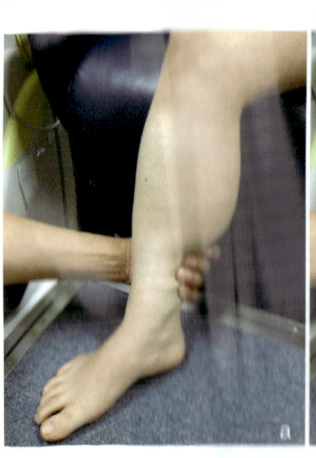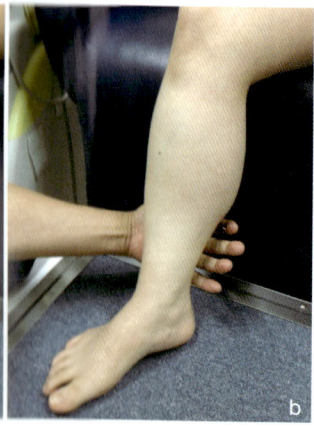

図 2-12　ミルキング-1
掌で圧迫する（a）と順流が誘発され，弁不全の場合，解除する（b）と逆流が出現する．これはスクイージング（squeezing）とも呼ばれ，こちらの方が実践的な逆流誘発のイメージに合致する．

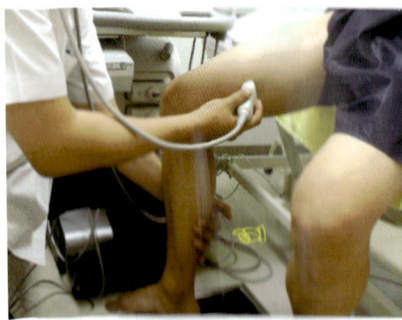

図 2-13　ミルキング-2
基本的には下腿筋を圧迫／解除する．

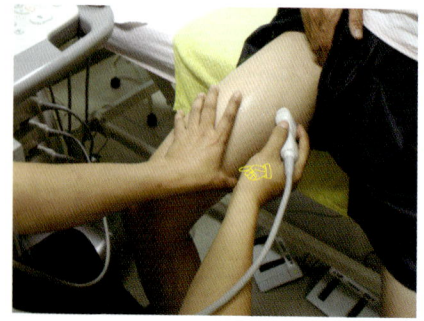

図 2-14　ミルキング-3
SFJ や大腿上部で下腿のミルキングでは逆流シグナルが不十分な場合，大腿下部内側（伏在静脈）のミルキングで逆流シグナルを強化できる．

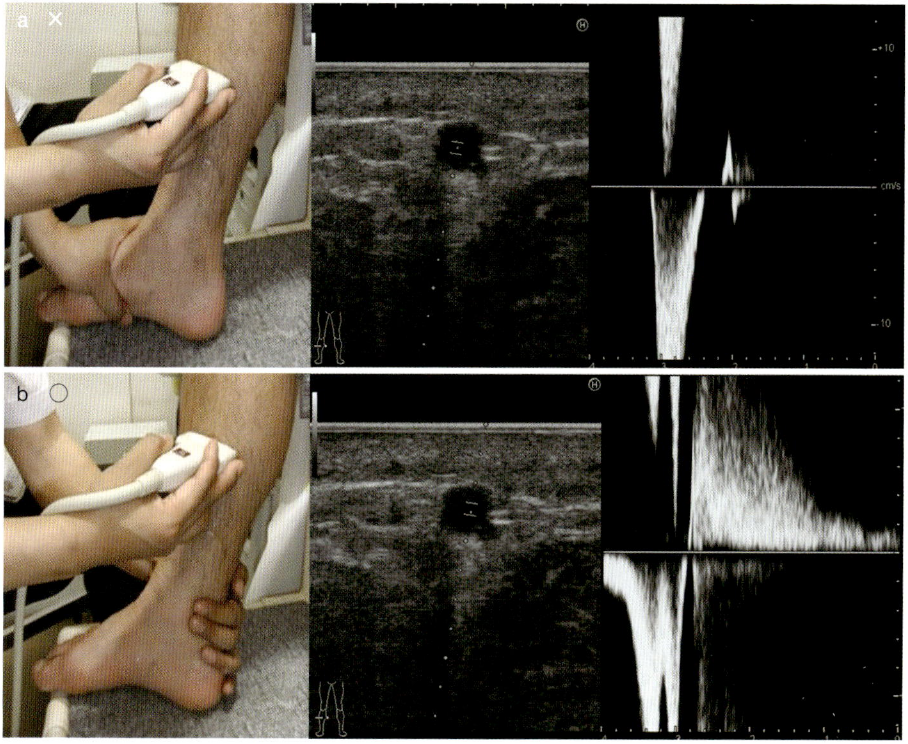

図 2-15　ミルキング-4
下腿下部の観察において，土踏まずのミルキング（a）は簡単ではあるが十分な逆流シグナルを得られないことがある．アキレス腱を包み込む（b）ようにミルキングする．

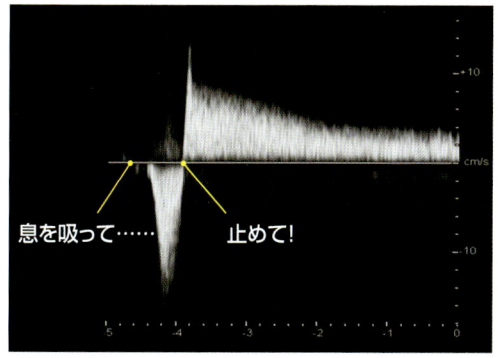

図 2-16　Valsalva 負荷のミルキングのタイミング
息止めの後にミルキングすると誘発血流量が十分ではなくなるため，深吸気の息止め直前のタイミングが最適である．

逆流時間：逆流量はミルキングの実施部位，圧迫の程度によって容易に変化する。逆流時間が1秒以上であればその計測は不要である。逆流時間を正確に計測する意義は高くない。

C 検査体位

下肢静脈瘤の超音波検査体位について，教科書的には立位が一般的である。しかし，立位で足を診るという不自然な体勢が必要であることから，通常の検査ベッドでの手技は簡単ではない。患者の安全性や検者の操作性などを考慮しなくてはならない。以下，筆者らが推奨している**座位による検査**について，そのメリットとデメリットをまとめる。

1. 座位のメリット，デメリット

a) 座位のメリット

1. 特に高齢の患者では，立位での検査は転倒の危険がある。座位は，被検者にとって安全で身体的負担が少ない。

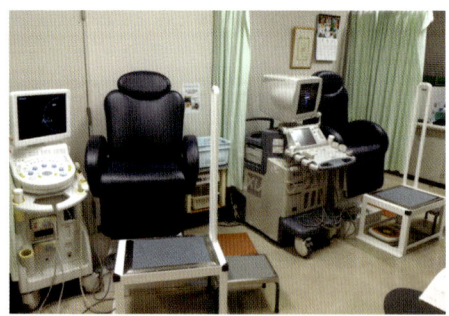

図 2-17　静脈瘤エコー検査室
椅子型診察台（タカラベルモント社製）

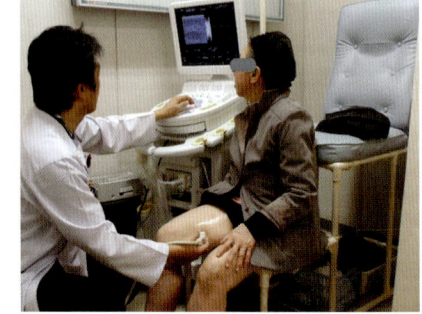

図 2-18　足台の応用
高齢者では低い足台を利用する.

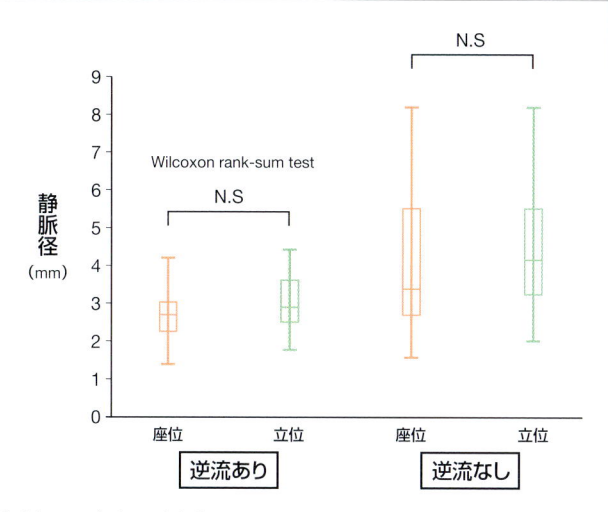

図 2-19 座位と立位における大腿下部 GSV 静脈径の比較（23 例 46 肢）

2. 検者にとっても腰への負担が軽減される。
3. 立位と座位の違いによる大腿部 GSV の静脈径に統計学的有意差は認めない（図 2-19）。
4. 臀部を浅めに腰掛けるようにすると膝窩部が観察でき，背もたれに背中をつけるようにするとそけい部も広く観察できる。大伏在大腿静脈移行部（SFJ も全例で観察可能である：図 2-20）。
5. 膝が屈曲し，足底にも体重がかからないため，下腿筋（ヒラメ筋，腓腹筋）は弛緩状態となり，ミルキングによる血流誘発が容易になる。

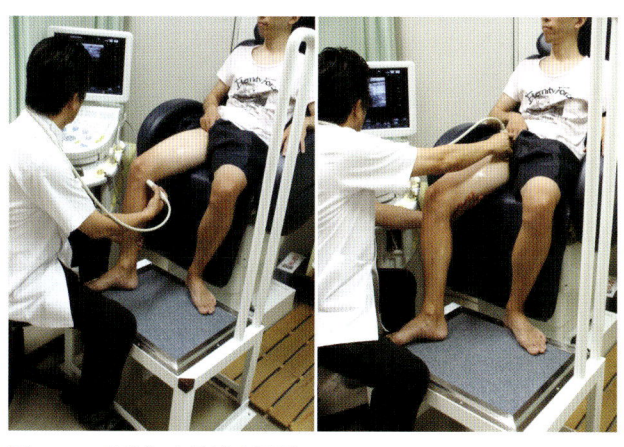

図 2-20 座位による検査風景
浅めに腰掛けて，背もたれに背中を付けてもらう．

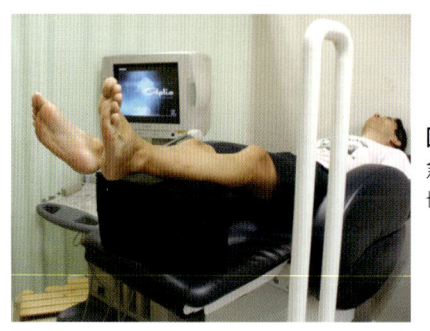

図 2-21　検査台のリクライニング機能
急な血圧低下や気分不良でも迅速に適切な体位に変更できる.

6. リクライニング機能があれば急な失神に対応できる。過度な緊張などにより急な血圧低下や気分不良を起こした場合にも，その場で下肢挙上など即座の対応ができる。深部静脈血栓症の場合，骨盤内を観察することも可能である（図 2-21）。

b）座位のデメリット

1. 大腿背側は座位のままでは走査できないので立位で行うが，必ず転倒防止用に，握り棒や手すりなどを用意する（図 2-22）。
2. 痩せ形や足の長い患者では座位により長内転筋が収縮するため，その上を横切る大伏在静脈が圧排されやすく，逆流があってもわかりにくいことがある（図 2-23）。座り方の工夫が必要である（図 2-24）。

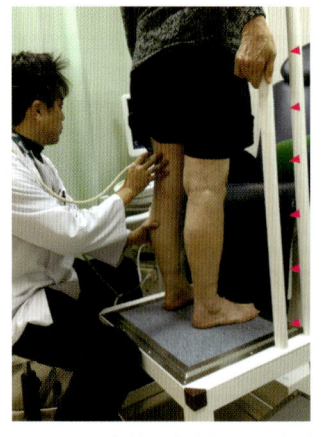

図 2-22　立位で背側からの観察
手すり（◀）を必ず用意する.

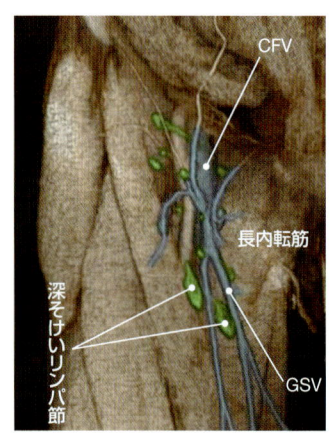

図 2-23　そけい部における GSV と長内転筋

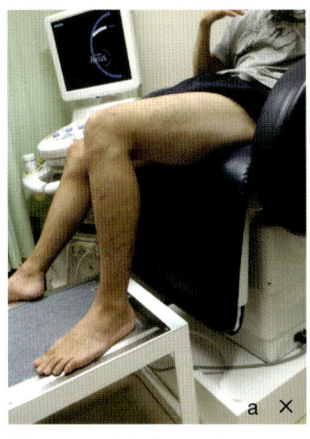

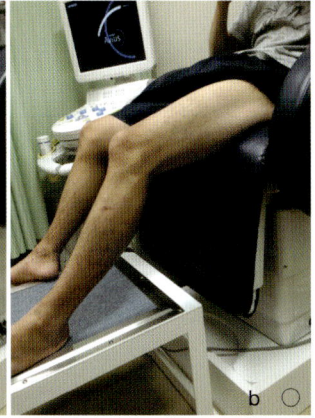

図 2-24　座り方の工夫
股関節部の屈曲（a）をできるだけ避け，大腿部が水平よりも下垂になるよう座り方や椅子の高さを調節する（b）．

c) 座位の工夫

　椅子型診察台がない場合は以下の方法が有用である．
1. 検査ベッドが昇降式であれば，高くして，足台を使う．
2. 座椅子と足台を利用する．

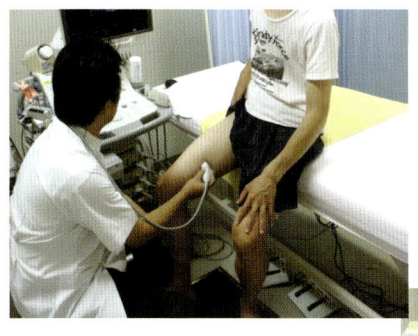

図 2-25　座位の工夫-1
検査ベッドの昇降機能を利用する．浅く座ってもらう．

図 2-26　座位の工夫-2
座椅子を利用する．背もたれがあると，患者の身体的負担が少ない．

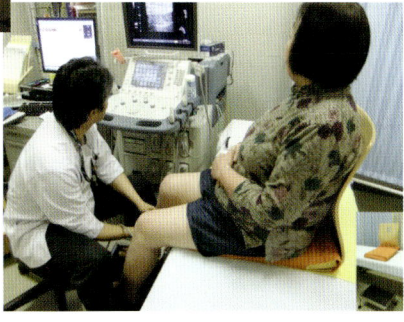

2. 実践上の注意とヒント

a) 記　録

詳細な所見を忘れないように，傍らにレポート用紙を置き，片方ずつスキャンと記入を行う（図 2-27）。

b) タオル

ミルキングによって手にゼリーが付くため，**タオルは必ず傍らに用意して**おく。ゼリーのついた手で超音波装置のトラックボールを触らないように心がける（図 2-27）。

3) 検査着

そけい部までの観察が必要になるため，裾にゆとりのあるトランクスタイプの検査着が有用である。ディスポタイプの紙製トランクスが便利である（図 2-28）。

患者の下着類で丈の長いものは脱いでもらう。女性の場合など，そけい部を強く締め付けるガードルにより逆流の評価ができないことがある。注意を要する。

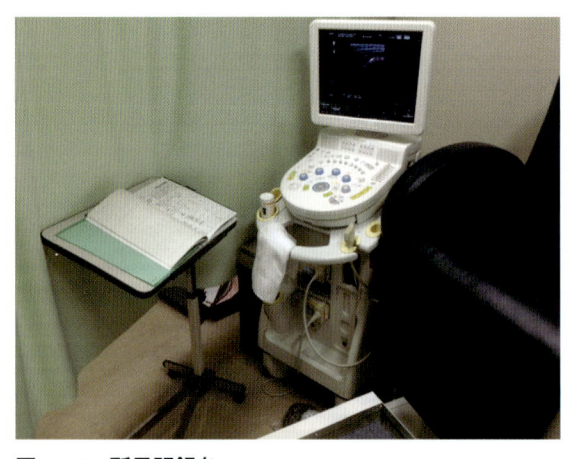

図 2-27　所見記録台
記録用紙とタオルを必ず手元に置く．

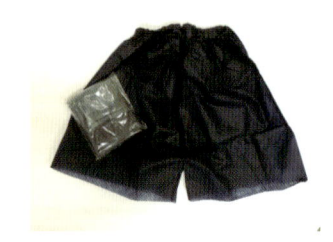

図 2-28　検査用紙製トランクス

D 検査手順

　下肢に愁訴のある患者では静脈瘤以外に原因を認める例も多く，なかでも深部静脈血栓症または表在の血栓性静脈炎にはしばしば遭遇する。これらを踏まえずに静脈瘤のエコー検査を行うと，ミルキング法による危険や不要な痛みを与える結果となる。こうした事態を避けるため，まず患者本人に症状を尋ね，下腿を観察する。

1. 局所的な痛み→表在静脈炎もしくは血栓
2. 下肢全体もしくは局所的な痛み，腫脹と赤い色調→蜂窩織炎
3. 下肢全体の痛み，腫脹と赤黒い色調→深部静脈血栓症
4. 滑液包の炎症，筋運動器の疾患

　上記のような静脈瘤以外の疾患の有無を念頭に置く。

　静脈瘤の原因となる弁不全はSFJとSPJが大多数であり，SFJやSPJからスキャンを始めることは理にかなっているが，いきなりそけい部からスキャンを始めると不快感を与えかねない。愁訴の部位はほとんど下腿であり，患者が最も気にしている下腿からスキャンを始めることを推奨する。

1. 愁訴部の観察，膝窩静脈の観察

　局所的な痛みがあればその部位から走査する。また，膝窩静脈を圧迫して閉塞所見がないことを確認しておく。

2. 小伏在静脈（SSV）の逆流の有無と径の計測

　SSVは下腿後面で内側・外側腓腹筋と筋膜の間を走行している（図2-29）。

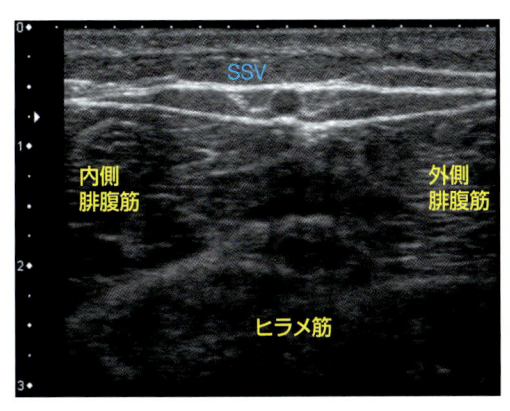

図2-29　小伏在静脈（SSV）の走行

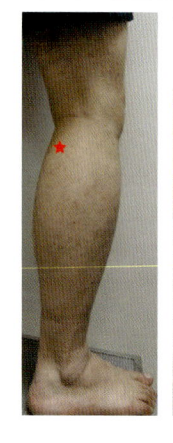

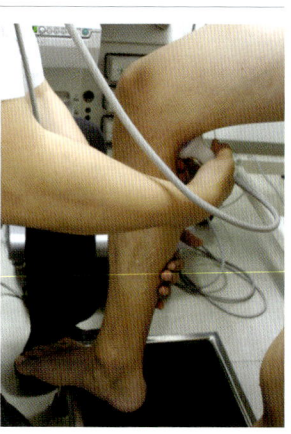

図 2-30　小伏在静脈の血管径の計測点（★）

径の計測点は，膝窩部から 5cm 程度末梢側で，局所的な瘤化のない部位とする（図 2-30）。

3. 伏在-膝窩静脈接合部（SPJ）の観察

SPJ は膝窩静脈への合流点にバリエーションが多い。膝よりかなり高いこともある。また，GSV から連絡枝が SSV になるなど，SPJ が存在しないこともある。SPJ に局所的な瘤形成がないか必ず確認する（図 2-31）。

4. 膝窩静脈（PopV）の逆流の有無

SPJ より中枢側で評価すると，SSV に逆流がある場合にはその影響が出るため，SPJ よりやや末梢側にて逆流を判断する（図 2-32：＊）。

膝窩静脈に逆流があると，表在静脈を治療しても静脈機能が完全に正常化しないことも多い（図 2-33）。

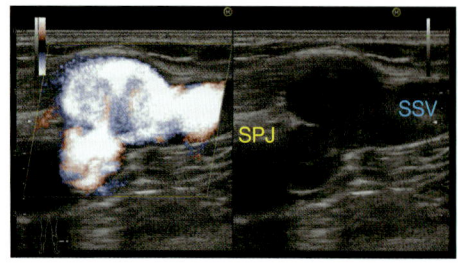

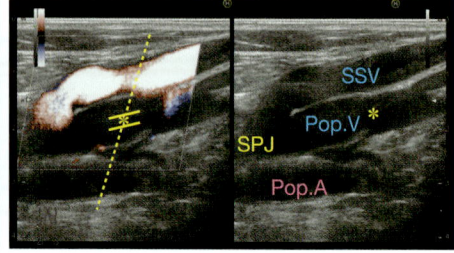

図 2-31　　　　　　　　　　図 2-32

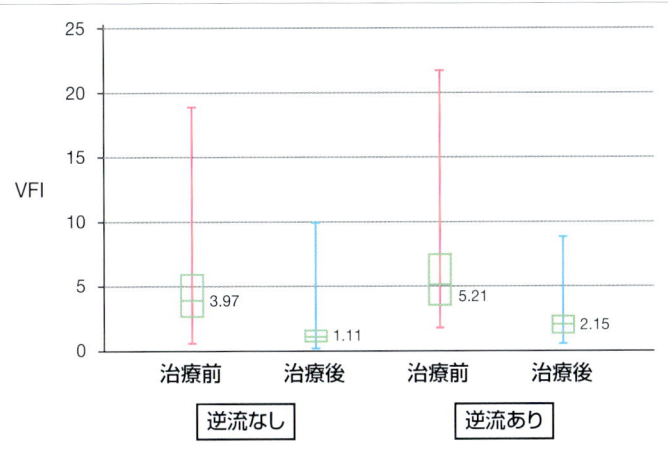

図 2-33　膝窩静脈逆流の有無と治療前後 VFI の比較
膝窩静脈に逆流があると治療前後ともに VFI 高値である［506 例，653 肢（膝窩静脈逆流 83 肢）］.

5. 大伏在静脈（GSV）の逆流の有無と径の計測

　GSV の逆流を全長にわたり評価する。GSV の同定は側枝の瘤形成により難しい時もあるが，静脈の太さに惑わされず，saphenous compartment 内を走行しているかどうかで判断する。

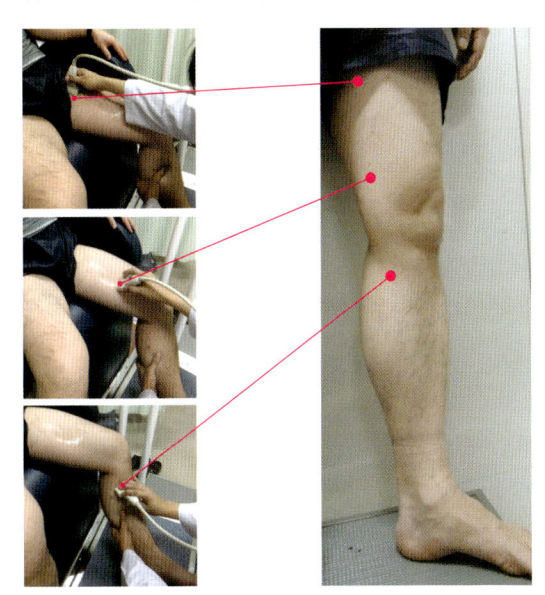

図 2-34
主な静脈径の計測点（●）

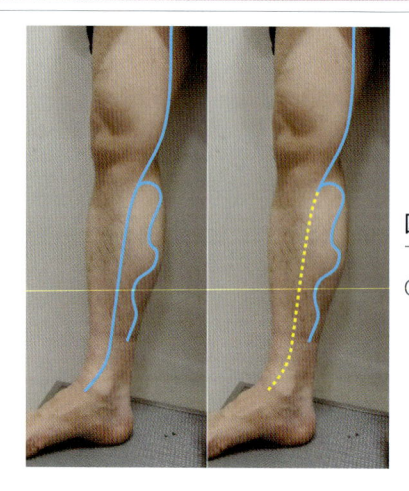

図 2-35
下腿の逆流伸展様態はさまざまあるが，GSV に逆流がないケースも多い．

a）下腿領域（図 2-35）

脛骨内側を最も直線的に上行する。下腿上部で下腿前静脈と後弓状静脈が合流する。逆流が膝下で側枝へ伸展することが多いが，まずは GSV の逆流評価のみ行い，側枝の蛇行や瘤化は視診で記録すればよい。

b）膝関節部

この領域の GSV は筋膜に挟まれていないこともあり，分枝型の拡張蛇行する静脈瘤があるような場合には同定が難しいことがある。GSV の同定が容易な下腿もしくは大腿からゆっくりと追跡する。

GSV を同定したら，膝部のやや足方（手術時の穿刺部付近）にて，逆流の有無を評価し，径を計測する。

c）大腿中部

大腿内側の saphenous compartment 内を走行しているため GSV の同定は容易である（図 2-36）。

拡張蛇行する側枝型静脈瘤があるような場合には，GSV の同定が難しいことがある（図 2-37）。大腿中央部の穿通枝（いわゆる Dodd 穿通枝）は不全がなくても認識可能である。

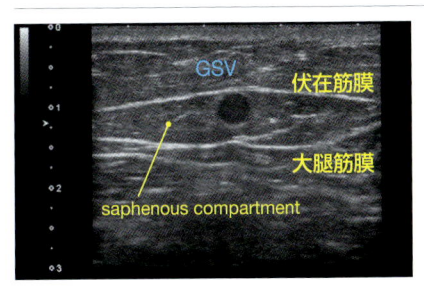

図 2-36　GSV の同定-1

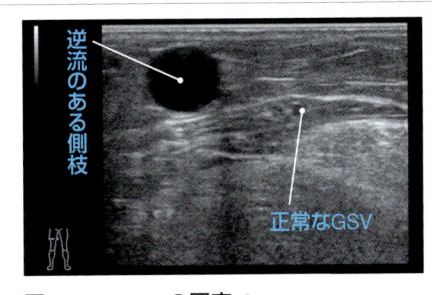

図 2-37　GSV の同定-2

6. SFJ の逆流の有無と径の計測

　　治療方針を決定するための静脈径の計測は，浅腹壁静脈から 5～10cm 以上末梢側で，瘤化のある部分を避けた平均的な部分で行う（図 2-38）．

　　筆者らは短軸と長軸で観察し，長軸で評価・記録する．こうすると，描出が容易で全体像が把握しやすい．

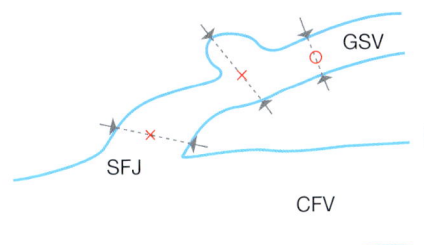

図 2-38　静脈径の計測部分

▼ポイント

1. SFJ は逆流源として頻度が最も高い．
2. 弁が一部不全の場合，弁に近い部位にパルスドプラのサンプリングボリュームをおくと，逆流波形が捉えられないことがある．サンプリングボリュームのサイズは静脈径の 2/3 程度がよい（図 2-39）．
3. GSV の局所的な瘤形成がしばしば見られる（図 2-40）．
4. GSV の通常ではない走行（破格）も認められることがある（図 2-41）．
5. SFJ にて GSV 以外の副伏在静脈や深そけいリンパ節の静脈を介した逆流血行路がある（図 2-42）．
6. 高位結紮術の既往歴があり大腿以遠の GSV に逆流を認める場合，再開通であれば GSV は細く蛇行し，再開通がない場合でも前記のような新生血管のある場合が多い．

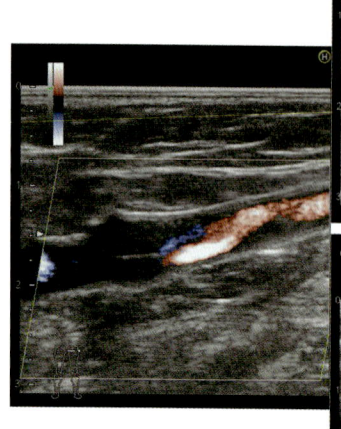

図 2-39
弁の一部不全では，サンプリングボリュームの位置によって逆流シグナルが認められないことがある．

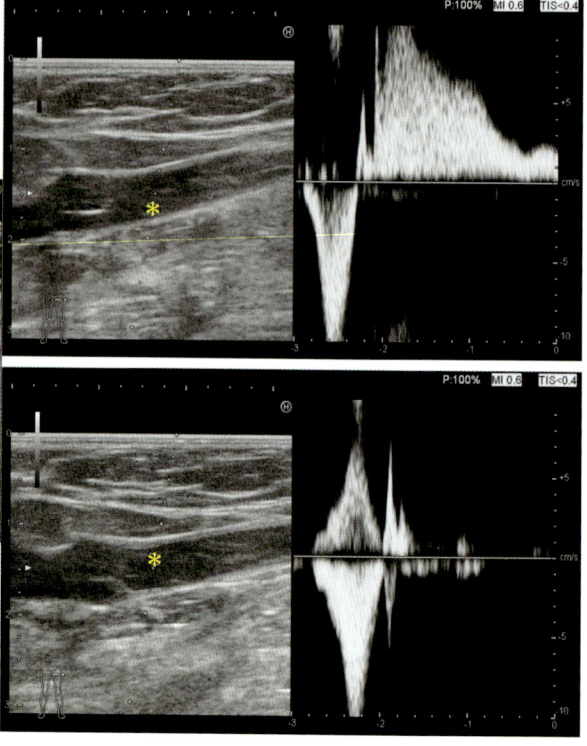

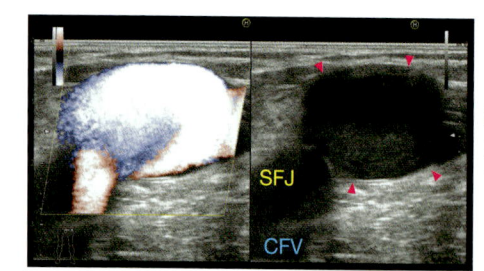

図 2-40　SFJ 近くの瘤形成
血管内焼灼術適応の判断基準となるため，必ず記載する．

図 2-41　SFJ の破格
SFA と DFA の間を走行している．
SFA：浅大腿動脈，DFA：深大腿動脈

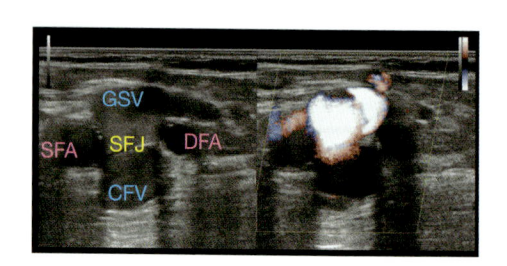

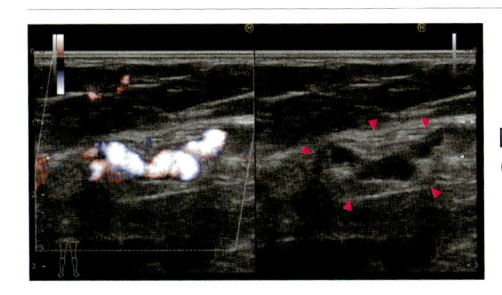

図 2-42　リンパ節静脈の逆流
(▲：リンパ節)

7. カラードプラによる下肢全体のスキャン

　全体的な逆流範囲を正確に記録するため,下肢を全長にわたりカラードプラにてスキャンする。

　上記までの過程で,GSV における大まかな逆流の有無,逆流の発生点が推察できる(例：膝で逆流があり大腿中部でなければ,その間に弁不全か不全穿通枝の存在が強く疑われる)。しかし,逆流源は一つとは限らず,連続的な追跡が必要である。

　GSV, SSV や主要な側枝に逆流を認めない場合でも,下腿背面や外側に逆流表在静脈があり得るため,下腿下部あたりで一周見ておくとよい。

　さらに,ごく小さな蜘蛛の巣状静脈瘤(図 2-43),網の目状静脈瘤,あるいは色素沈着などによる受診者も多いが,これらの静脈瘤は通常のエコー装置で描出することは困難で,必要性も乏しい。しかし,症状のある部位なので,これらの部位にも一度はプローブを当てて,病変のないことを確認する。

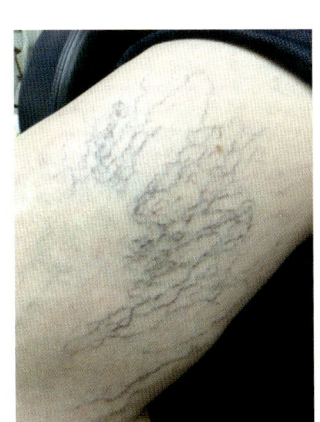

図 2-43　蜘蛛の巣状静脈瘤
表面の静脈瘤でも,一度はプローブを当てて病変のないことを確認する.

▼ポイント

1. プローブで表在静脈をつぶさないように注意する（図2-9参照）.
2. ミルキングを間欠的に行いながら，静脈の蛇行に合わせて，プローブを扇状操作して追跡する．側枝の血流方向に注意する.
3. 短軸で体軸方向に追跡する時は，末梢から中枢側へプローブを動かすとドプラ効果により逆流シグナルが強められ，捉えやすくなる（図2-44）.
4. Bモード画像の先鋭化，ノイズ低減，アーチファクト軽減を可能にするティッシュハーモニクス法やコンパウンド法は，フレームレート（1秒間の表示画像数）を低下させる（表2-1）. リアルタイム性が乏しくなると追跡は難しくなるため，これらの機能の使用には留意すべきである.

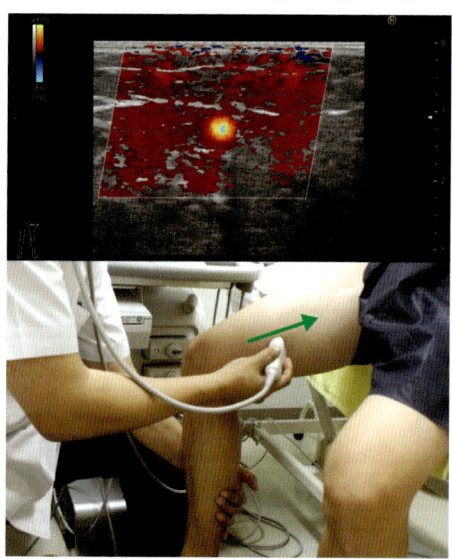

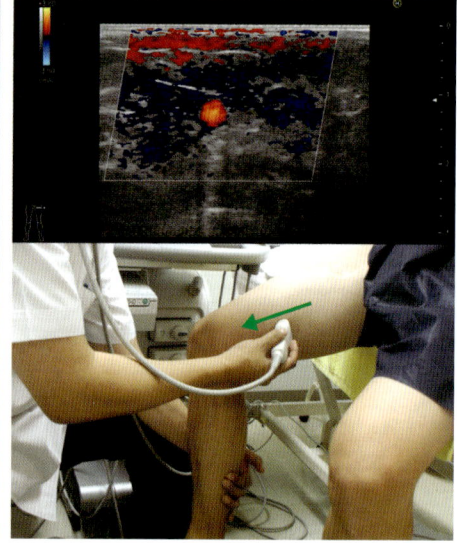

図 2-44
プローブを中枢側に動かすと逆流シグナルが強くなる．周辺組織のノイズも，プローブを中枢側へ動かすと赤く表示され，末梢側へ動かすと青く表示される.

表 2-1 Bモード画像におけるファンダメンタル画像とティッシュハーモニック画像のフレームレート

imaging	frame par second		
	B-mode	color	color+pulse
fundamentals	63	17	6
tissue harminic	32	13	4

8. 不全穿通枝（IPV）の検索
a) 下肢穿通枝（図 2-45）

　下腿穿通枝は表在静脈系と深部静脈系を連絡する。穿通枝にも弁があるため，正常血流は表在から深部である。この穿通枝に弁不全が起こると不全穿通枝（incompetent perforating veins：IPV）になる。穿通枝内の弁は筋膜よりやや内側にあるようだが，通常見えることは少ない。

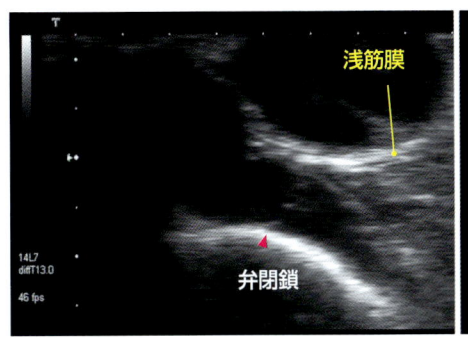

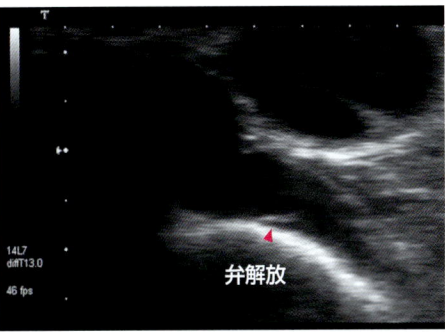

図 2-45　正常な穿通枝弁

b) 直接穿通枝（図 2-46）

1. 大腿部（Dodd）穿通枝：大腿部中央付近でGSVから大腿静脈に連絡する。
2. 膝部（Boyd）穿通枝：膝関節部足方でGSVから後脛骨静脈に連絡する。脛骨の前面に沿うのが特徴である。
3. 下腿部（Cockett）穿通枝：膝関節部足方でGSVに合流する分枝の後方弓状静脈から後脛骨静脈に連絡する。

c) 間接穿通枝

　下腿後面の小伏在静脈領域ではSSV本幹あるいはその分枝から，腓腹筋やヒラメ筋の筋内静脈を介して連絡するものがある。
　これらのIPVを合併すると色素沈着，うっ滞性皮膚炎，静脈潰瘍などの皮膚症状が出現しやすくなる[文献18]。

図 2-46

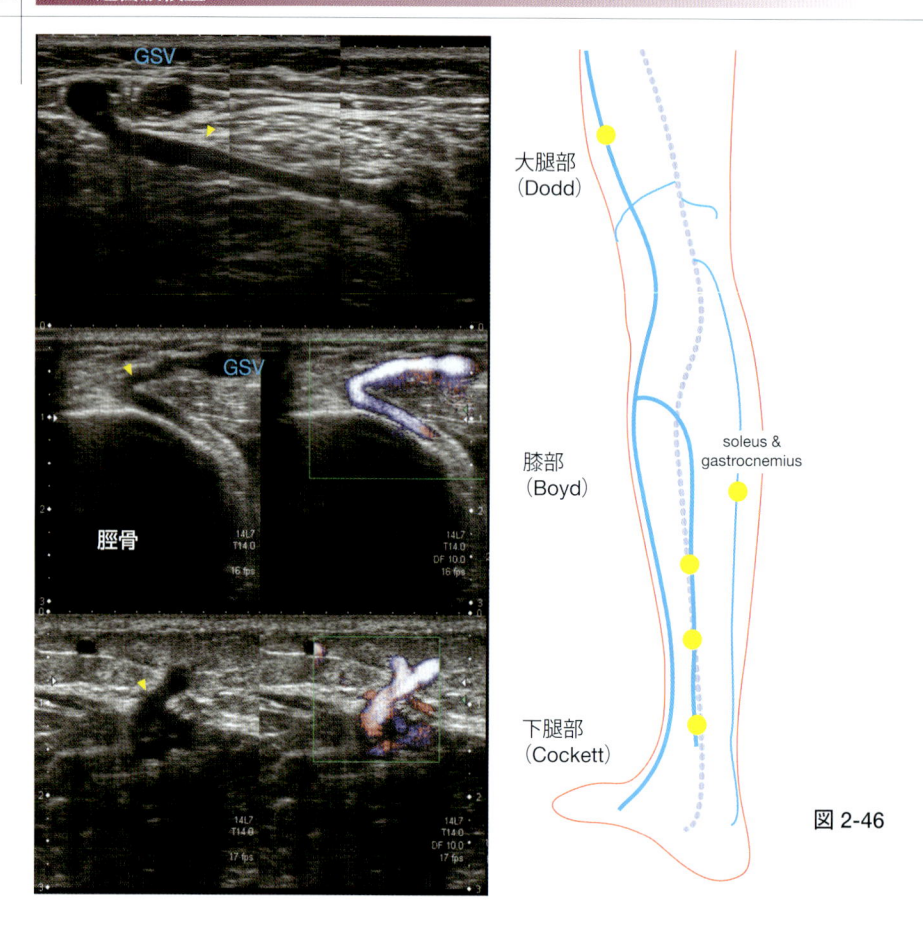

d）穿通枝の見つけ方

穿通枝は筋膜を貫通するため，B モード画像上で筋膜面に注目すると見つけやすい（図 2-47）。

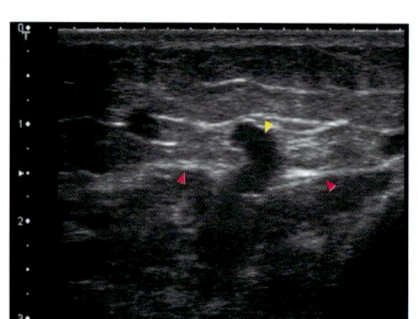

図 2-47　穿通枝の見つけ方
▲：筋膜，▲：穿通枝

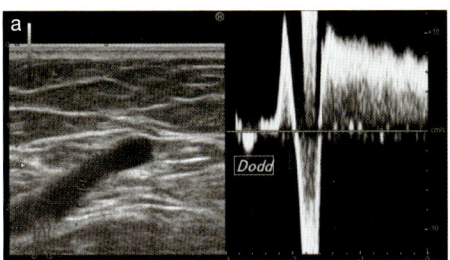

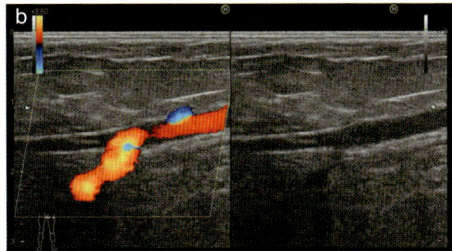

図 2-48　大腿部（Dodd）穿通枝の弁不全
a：パルスドプラ法，b：カラードプラ法

e）逆流評価方法

　パルスドプラとカラードプラで評価する。一般的に，IPVの診断基準は径3mm以上，逆流時間0.5秒以上とされている。

　しかし，下腿穿通枝では3mmより太くても逆流シグナルを認めないケースは多い。穿通枝に逆流はなく，表在静脈流量の増加により深部静脈への還流路として径が増大することがしばしば見られる。逆に，細くても逆流シグナルを認めるケースも多く，穿通枝の不全の有無は径の太さのみで評価すべきではない。

　筆者らは下腿穿通枝の評価においては，従来のミルキング法よりも以下に示す膝窩静脈圧迫法[文献3]が検出に優れていると考えている。

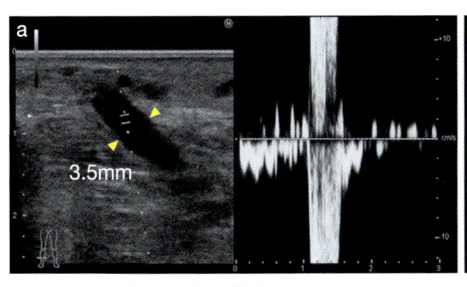

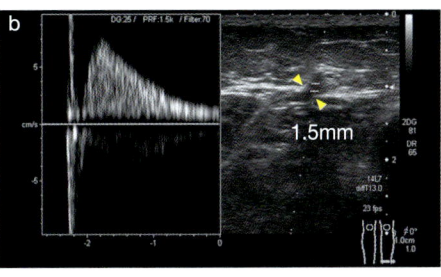

図 2-49　不全穿通枝の評価
a：3.5mmと太いが逆流シグナルは認めない．b：1.5mmと細いが逆流シグナルを認める．

f）膝窩静脈圧迫法

　GSVを圧迫しないように膝窩静脈を指先で圧迫遮断し，深部静脈の内圧を上昇させる。すると，IPVであれば表在方向へ連続する逆流シグナルが出現する。

2. 超音波検査

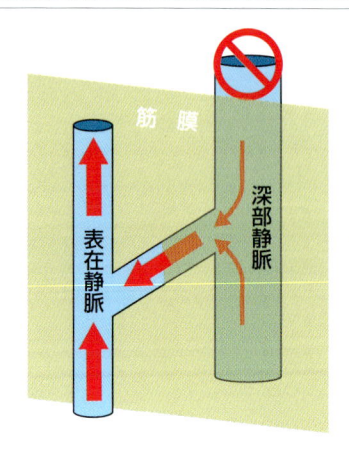

図 2-50 膝窩静脈圧迫法の模式図

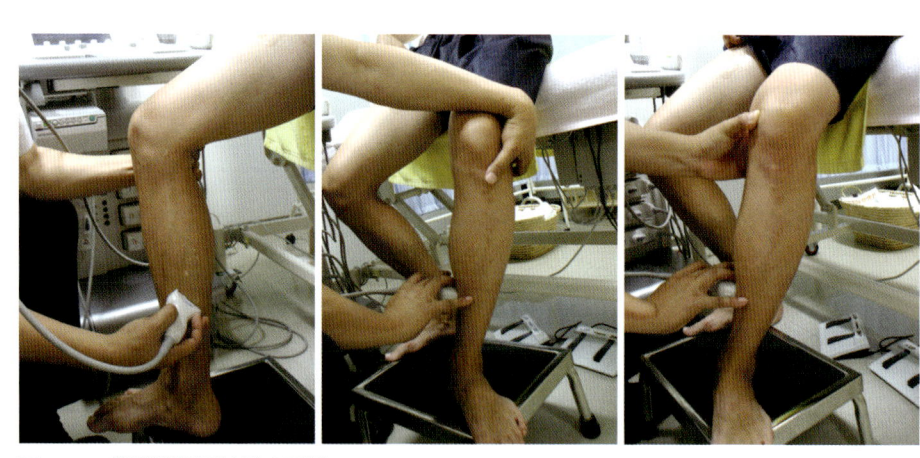

図 2-51 膝窩静脈圧迫法の手技

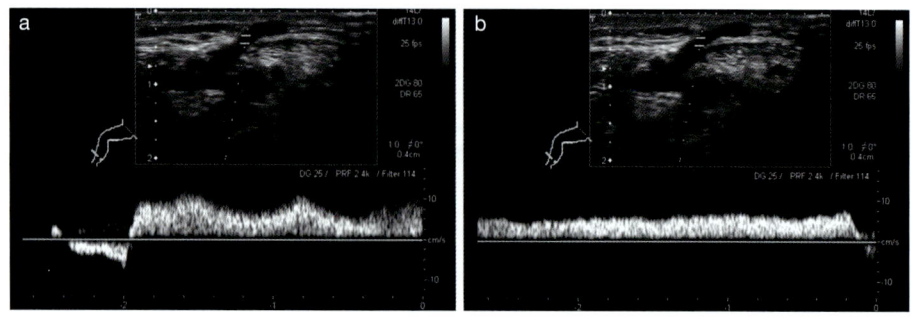

図 2-52 逆流部比較画像-1
a：ミルキング法，b：膝窩静脈圧迫法

2. 超音波検査

▼膝窩静脈圧迫法の利点

1. ミルキング法では深部・表在両静脈の血流が誘発されるため，穿通枝内では血流の相殺により逆流時間の計測が難しいこともある．膝窩静脈圧迫法では定常波に近い連続的な逆流シグナルが得られ，逆流時間の計測が不要である（図2-53）．
2. 圧迫後，IPVならば直ちに逆流は発生する．手技も簡便で時間もかからない．カラードプラ法で，見た目で逆流の有無のみを判断するには，きわめて容易な方法である（図2-54）．
3. ミルキング法で逆流を認める穿通枝において，膝窩静脈圧迫法では必ず逆流が検出されている（表2-2，図2-55）．
4. ミルキング法では，下腿に大きな動きを与えるためドプラサンプリングゲートのズレが生じやすいが，膝窩静脈圧迫法では穿通枝が細くても簡便で安定した逆流評価と記録が可能である．

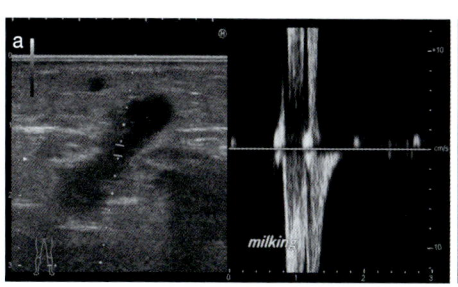

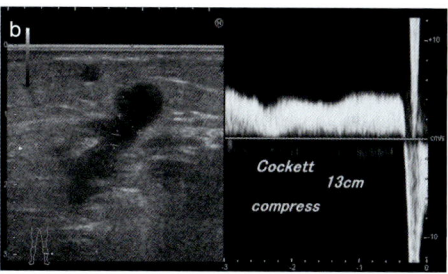

図 2-53　逆流部比較画像-2
a：ミルキング法，b：膝窩静脈圧迫法

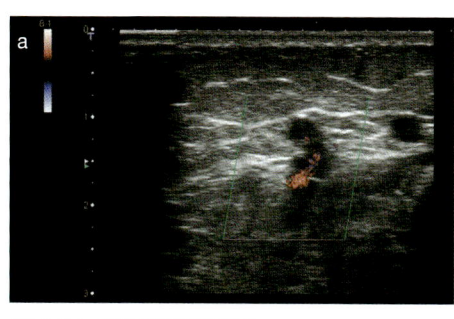

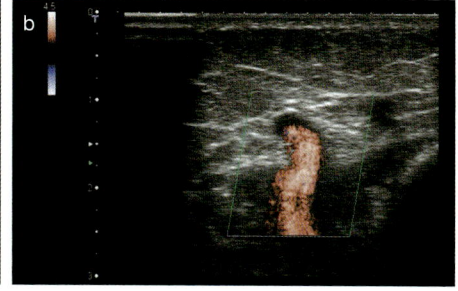

図 2-54　逆流部比較画像-3
逆流シグナルは，ミルキング法（a）ではわずかに指摘できる程度だが，膝窩静脈圧迫法（b）では明らかである．

表 2-2　逆流ドプラシグナルの出現頻度（ミルキング法 vs 膝窩静脈圧迫法）

		ミルキング法	
		逆流あり	逆流なし
膝窩静脈圧迫法	逆流あり	MC：17（17.2%）	C：31（31.3%）
	逆流なし	M：0（0.0%）	NP：51（51.5%）

- M群：　ミルキング法のみで逆流シグナルを認める
- C群：　膝窩静脈圧迫法のみで逆流シグナルを認める
- MC群：　両方で逆流シグナルを認める
- NP群：　両方とも逆流シグナルを認めない

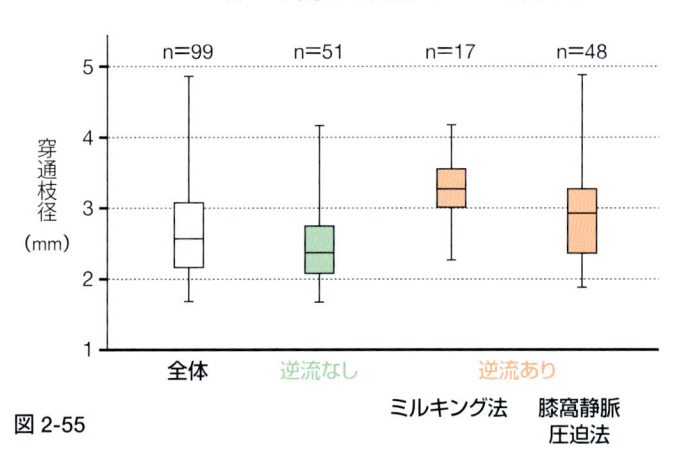

図 2-55

E　記載方法

　variation に富む逆流の伸展を，わかりやすく，短時間で記載できるよう，主なチェックポイントのマークを決めておく．

　参考までに，筆者らの記載例を示す（図 2-56）．

1. φ：GSV，SSV 径の計測点．GSV では 3 箇所すべてに，SSV では 1 箇所に逆流がない場合は計測しない．
2. 赤線：逆流のある表在静脈．分枝への分岐点は正確に記入する．
   図①：SSV に逆流はあるが，SPJ の逆流ではなく，下腿下部で側枝に逆流が伸展している．
   図③：GSV の SFJ からの逆流．膝下より側枝に逆流が伸展している．
   図④：SPJ からの逆流であるが，下腿中位の穿通枝から下腿筋肉内静脈に還流している．

2. 超音波検査

図 2-56　記載例

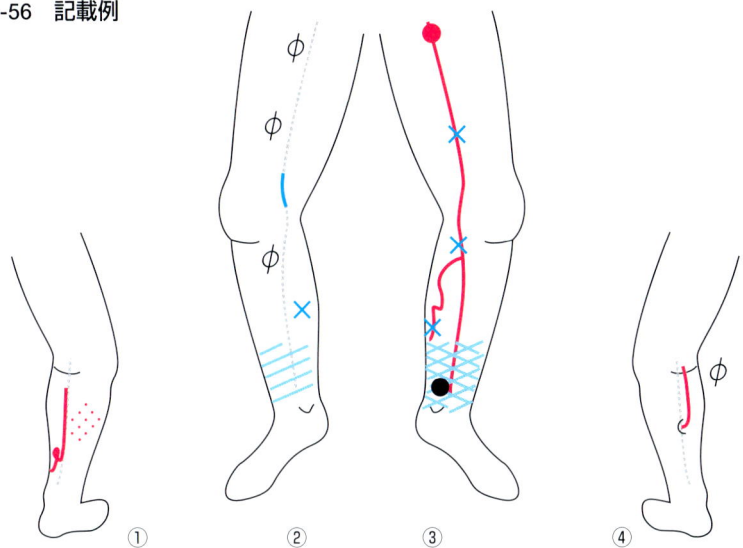

① ② ③ ④

3. 赤丸

    図③：10mm を超える局所的な瘤形成

4. 青×

    図②③：不全穿通枝．Cockett 穿通枝は足底からの距離を計測記入．穿通枝の筋膜穿通部は指先で押すと凹みがわかる．

5. ─）

    図④：弁不全のない穿通枝による深部への還流部

6. 青線：

    図②：表在血栓

7. 青斜線

    図②：皮下浮腫

8. 青網かけ線：皮膚脂肪硬化症

9. 黒丸

    図③：活動性の潰瘍

　伸展範囲，走行が複雑な場合や記入項目が多い時には，手近にレポート（所見用紙）を準備し，記入しながらスキャンを行う．片方ずつスキャンと記入を行うのが賢明である．

F 稀な静脈瘤とその他の疾患

1. 内腸骨系，陰部静脈瘤

大伏在静脈・小伏在静脈系ともに逆流を認めないが，大腿内側から大腿背側に著明な静脈瘤を認める場合がある（図 2-57）。これは女性に特徴的な内腸骨系の静脈瘤であり，骨盤内静脈うっ滞症候群（pelvic congestion syndrome：PCS）との関連が深い[文献 19]。

「まれな静脈瘤」として記載されていることが多いが，日常的にみられる病態とも言え，決して稀とは言いきれない。

逆流の伸展は特徴的で，腸骨静脈系に始まり大腿の内側から背側に回る。ときに Giacomini vein を介して小伏在静脈につながることもある。

▼エコー検査時の留意点
1. 立位の検査が不可欠である．
2. 下腿から大腿背側にかけて丹念に追跡する．
3. 大腿部付け根より中枢側は追跡できない．

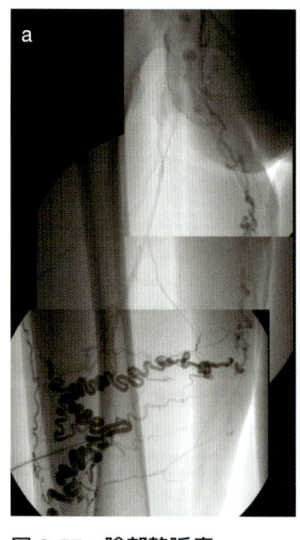

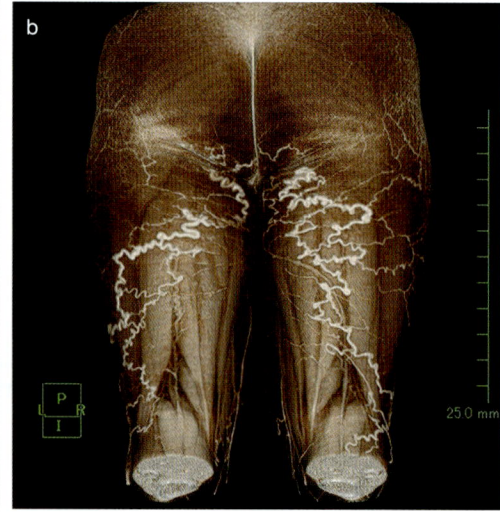

図 2-57　陰部静脈瘤
a：静脈造影：大腿背面から大腿内側〜陰部に向かう蛇行した静脈
b：CT 造影から画像処理した大腿背面の静脈瘤像

2. 先天性静脈形成異常

皮下と筋膜下に広範囲に拡張蛇行する静脈を認めた場合には，Klippel-Trenaunay syndrome もしくは Klippel-Trenaunay-Weber syndrome の先天性静脈形成異常や深部静脈血栓症後遺症などが考えられる。

▼エコー検査時の留意点
1. 表在静脈の逆流の有無は？
2. 深部静脈が開存しているか？
   上記に留意し，いたずらに時間を浪費せず，mapping は全体像を客観的に評価できる CT もしくは MRI に委ねるべきであろう．

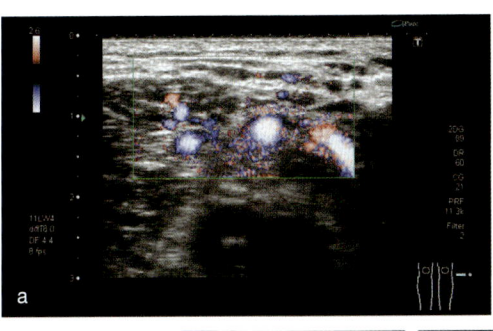

図 2-58　先天性静脈形成異常
a：皮下・筋膜下に，広範囲に拡張蛇行する静脈を認める．
b：CT による静脈拡張の像
c：MRI による静脈瘤の全体像

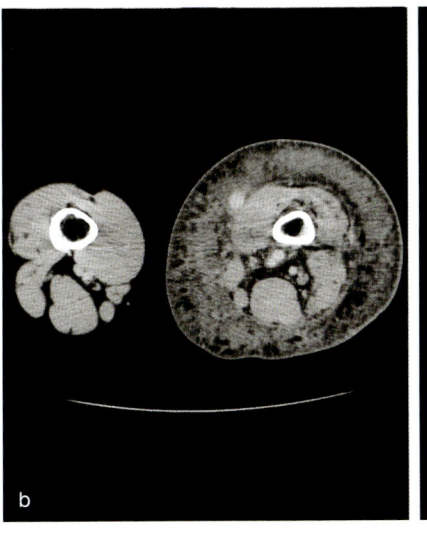

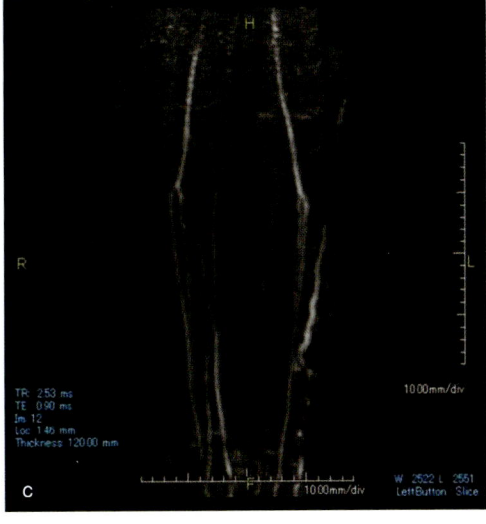

3. pulsatile vein

　伏在静脈に緊満があり，拍動のある順行性の血流波形を認めることがある（図 2-59）。pulsatile vein と呼ばれている[文献 13]。症状としては，主に下腿のむくみや熱感である。原因として炎症や微小な動静脈瘻が考えられる。

　弁不全があっても通常のミルキング法では逆流シグナルは得られにくいため，バルサルバ法の併用が有用である（図 2-60）。

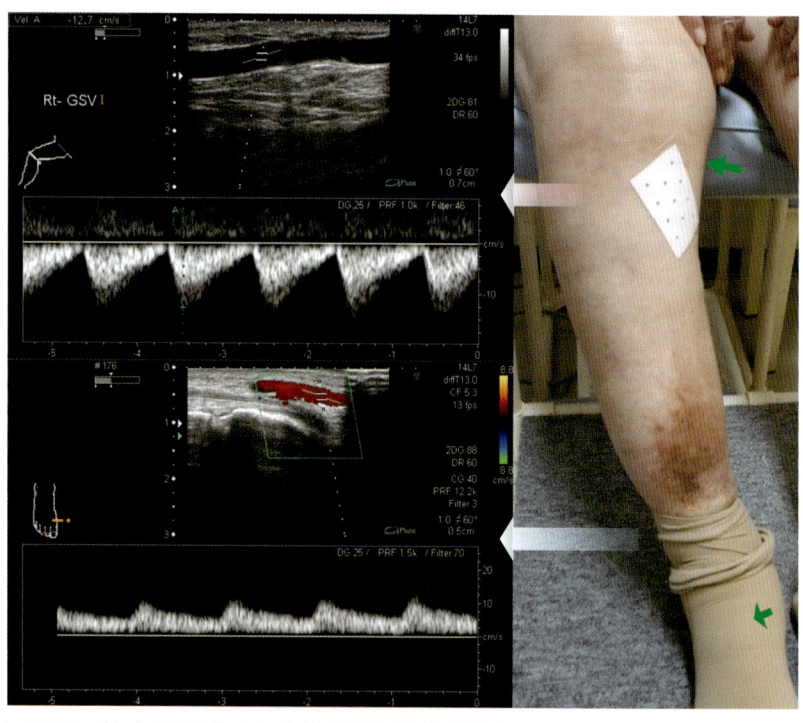

図 2-59　拍動のある順行性の血流波形（伏在静脈）

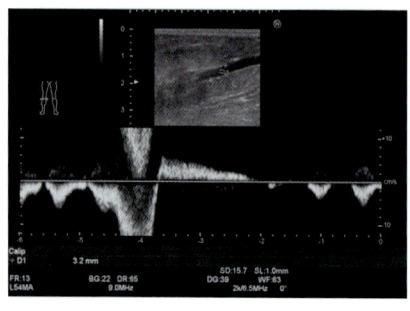

図 2-60　バルサルバ法の併用
通常のミルキングでは逆流シグナルが得られにくい．

4. 表在血栓

　　GSVの走行と一致，もしくはその周辺部位に，局所的な発赤，腫脹，痛みがあれば表在血栓が疑われる。血栓を認めた場合，血栓先端の位置，先端の性状，内部エコー，範囲を確認する（図 2-61, -62）。

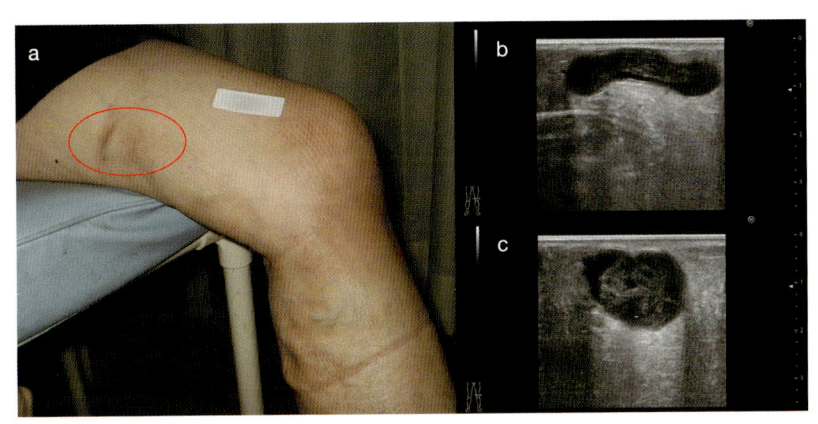

図 2-61　表在血栓-1
大腿部に硬結を認め（a），超音波で血栓が確認された（b, c）

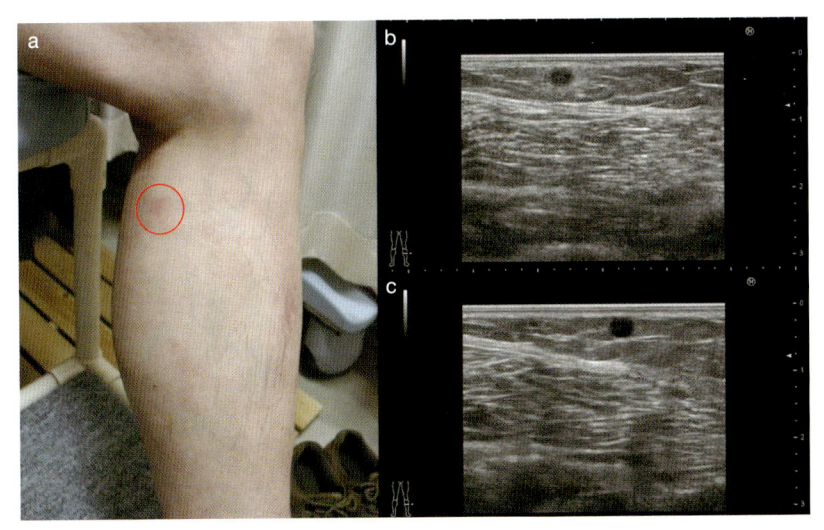

図 2-62　表在血栓-2
局所的に発赤を認め（a），直下の表在静脈に，ごく淡い高エコーの血栓と，炎症を示唆する静脈周囲の不明瞭な高エコー帯を認める（b）．血栓のない内腔エコー（c）との輝度の差もわずかなので注意しなければならない．

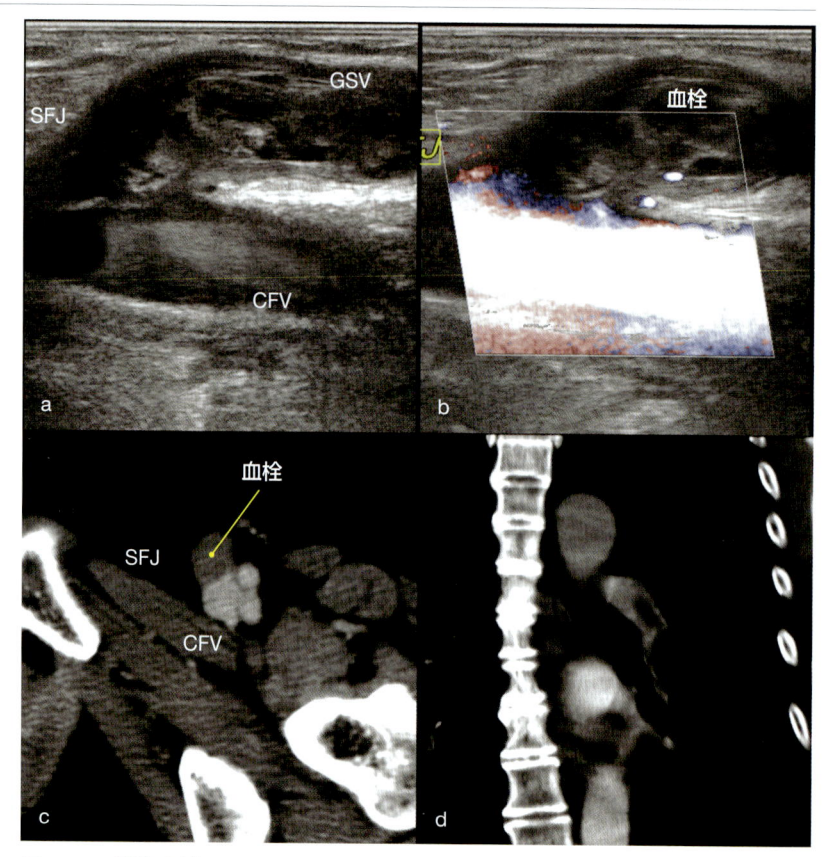

図 2-63　表在血栓-3
GSV に沿って発赤あり．GSV 血栓は中枢端が SFJ に達しており（a），深部静脈の血流に削られているような血栓端であった（b）ため，造影 CT を実施したところ，腸骨静脈血栓と肺動脈血栓を認めた（c, d）．

　なかには，SFJ まで GSV 血栓の伸展がみられるケースもある。GSV の走行と一致した発赤と痛みがある（図 2-63）。

5. その他の疾患

　検査の冒頭で，痛いところを患者本人から聞き，まずはその部位からプローブを当てると，単なる静脈瘤以外のものが原因であることも多い。日常的に頻度の高いものを以下に列記する。

a）下腿浮腫

下腿浮腫の鑑別は難しいが，エコー検査では「皮下にある液貯留」を「皮下の浮腫」として判定することは可能であり容易である（図2-64）。

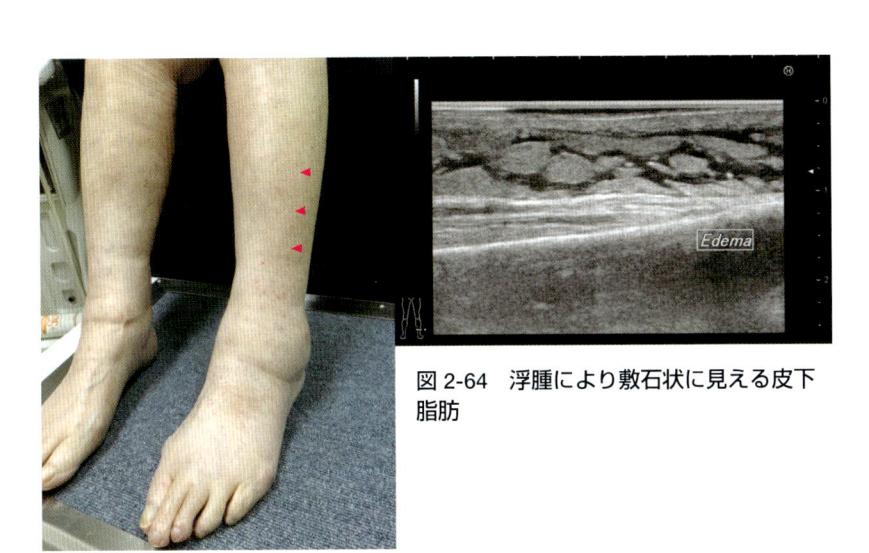

図2-64 浮腫により敷石状に見える皮下脂肪

b）深部静脈血栓症（DVT）

下肢静脈エコーでDVTを見逃してはならない。DVTを認めた場合は，静脈瘤よりもDVTの状況把握を優先させるべきであり，表在静脈血栓と同様，必ず血栓先端の位置，先端の性状，内部エコー，範囲を確認しなくてはならない。

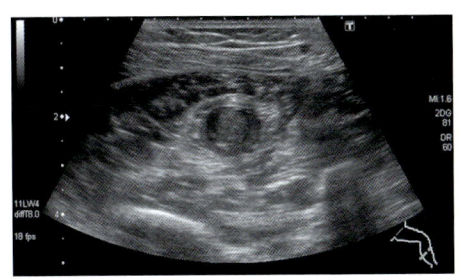

図2-65 ヒラメ筋静脈血栓

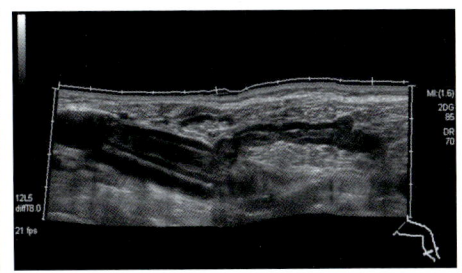

図2-66 ヒラメ筋静脈から後脛骨静脈に伸展する血栓

c) 滑液包

膝窩部をスキャンする際，滑液包には頻繁に遭遇するが，正常な滑液包は輪郭明瞭で内部エコーは無エコーもしくはそれに近い。膝関節の滑液腔との連続性を確認すれば滑液包と判断できる（図2-67）。

膝窩部から下腿内背側に比較的広範囲な発赤，腫脹，痛みがあれば，滑液包の破裂とそれに伴う炎症が疑われる。

皮下や筋膜内側の浮腫や液体貯留が特徴的である（図2-68）。破裂した滑液包は輪郭が不明瞭となり，辺縁の肥厚と血流の増加も認められる（図2-69）。内部エコーは，混合エコーの場合が多い，また，下腿が下垂していることにより，血漿成分の沈殿と思われる淡い高エコーが足側にみられる。

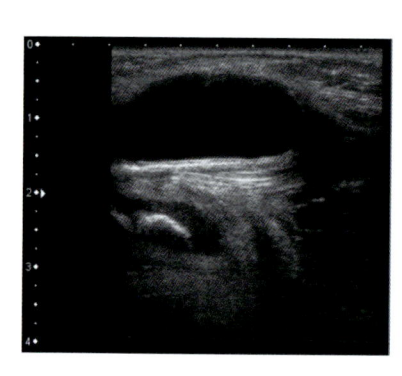

図2-67　滑液包

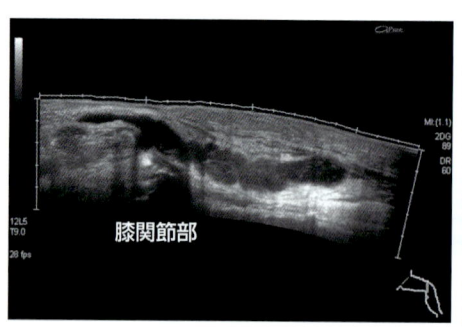

図2-68　液体貯留
膝窩部の腺筋膜下に広範な液体貯留を認める．その下腿側の内部エコーは淡い高エコーである．

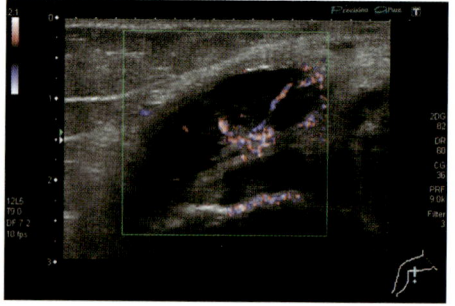

図2-69　破裂した滑液包
輪郭やや不明瞭で，辺縁に血流の増加所見を認める．

d) 肉離れ

　肉離れは筋膜や筋線維の部分損傷である。典型的なふくらはぎの肉離れは，腓腹筋の内側頭の筋肉の部分断裂であり，ふくらはぎの内側の中央上部（上中 1/3 部）に痛みが生じる。

　下腿筋組織を観察する時は下記の点に注意する。
1. 筋束の層構造の消失がないか？
2. 低エコーで不均質な血腫はないか？

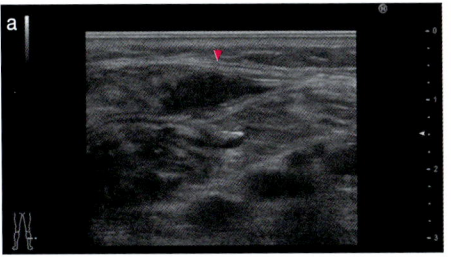

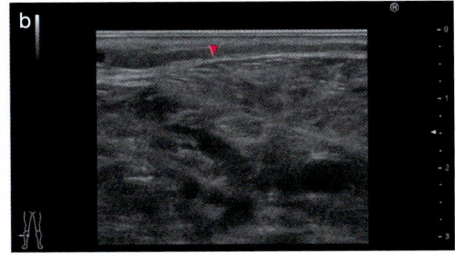

図 2-70　肉離れ
a：（患側）腓腹筋の内側頭に筋束の層構造の消失を認める．b：（健側）

　下肢静脈瘤の逆流伸展は variation に富んでいる。その病態は治療方針の選択に深く関与するため，丹念な走査と記録が必要である。

　静脈瘤外来を受診する患者には，長期間にわたって無治療である場合，皮膚炎などが静脈瘤に起因しているとは思っていない場合，あるいは逆に，その愁訴は他の原因によるものであるにもかかわらず，静脈瘤が原因だと思っている場合など，実にさまざまである。

　超音波検査を実施するにあたっては，これらの患者が適切な治療を受けられるように，下肢のさまざまな病態も念頭におくことが大切である。

■ラップで潰瘍を覆う

下腿潰瘍の部分は不全穿通枝が関与している可能性があり,十分な超音波検査を実施したいところであるが,潰瘍部分はプローブが当てにくく,痛みを伴うことも多い.このような時,筆者らは潰瘍部分にゼリーをたっぷり塗り,その上にラップを置き,さらにその上に多めのゼリーを塗って検査を行うようにしている.

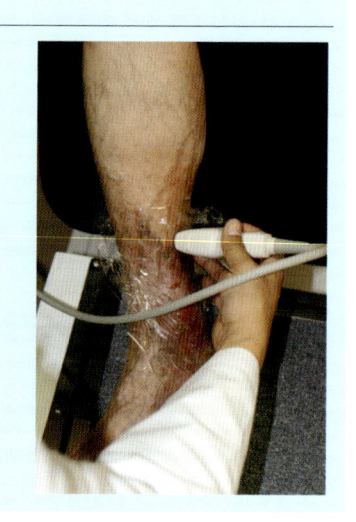

治療の実際
血管内焼灼術を中心とした最新治療プラン

A 治療方法の選択

　2014年，高周波（ラジオ波），1470nmレーザーが承認されて，最新の医療機器が出そろった。学会や研究会の報告もそれ一色になり，世の中の流れは「すべての下肢静脈瘤が血管内焼灼術で治療できる」という方向に進みがちである。ともすれば，新しいデバイスが善で，従来の手術は劣悪というイメージができることさえある。

　しかし，ストリッピング手術が現代でも優れた治療法の一つであることに変わりはなく，最新の医療機器の出現は，われわれの選択肢が増えたに過ぎないことを認識すべきである。**われわれ医療者の責務は，いろいろな選択肢の中からその患者に最も適した治療方法をイメージし，それを患者に提示し，安全かつ確実に実行することである。**

　治療法の選択にあたっては，それぞれの術式の長所と短所を熟知していなければならない。不適切な血管内焼灼術はつっぱり感などの愁訴を残すし，適応を逸脱した硬化療法は強い色素沈着を残しかねない。むしろ焼灼術は捨てて，すべてを従来のストリッピング手術で一貫する方が，合併症の少ない確実な方法だとする判断もありえよう。とは言え，確かに，適切に行われた血管内焼灼術は快適な治療法であり，これに適切な付加手術，適切な硬化療法を加えることによって，満足できる治療効果を提供できるのも事実である。

　治療方法の選択については，静脈瘤の太さ，深さ，形，蛇行の様子，患者の体型（肥満か痩身か）など，具体的にいろいろな角度から検討される。表3-1に選択肢の一例を示す。

　以下，本項では血管内治療を中心に治療プランを立てたことを想定し，これに沿った付加的なストリッピング術や硬化療法を織り交ぜて解説する。

3. 治療の実際

表 3-1 主な治療法の選択方針

静脈瘤の種類	推奨される治療法
平均的な径 10mm 未満の伏在静脈本幹	血管内焼灼術
平均的な径 10mm 以上の伏在静脈本幹	ストリッピング
皮膚のごく近くを走行する伏在静脈本幹	血管内焼灼術と部分ストリッピングの併用
SFJ，SPJ 直下の大きな嚢状瘤を持つ場合	ストリッピング，高位結紮併用血管内焼灼術
肥満体型，抗血栓剤内服中	血管内焼灼術
高位結紮術の再発（再疎通）	血管内焼灼術
側枝の比較的大きな静脈瘤	瘤切除術（stab avulsion technique）
側枝の小さな静脈瘤，網の目状静脈瘤	泡状（foam）硬化療法
大腿後面〜陰部の内腸骨静脈系	泡状（foam）硬化療法
先天性静脈瘤	その病態に合わせてすべてを考慮
蜘蛛の巣状静脈瘤	液状（liquid）硬化療法
深部静脈血栓後遺症に伴う潰瘍	圧迫療法（弾性包帯＋弾性ストッキング）
不全穿通枝	結紮，抜去，硬化療法，SEPS など
動静脈瘻	カテーテル治療，圧迫療法

　まず，高周波（ラジオ波）とレーザーについて歴史的背景を述べる（表 3-2，表 3-3）。

　高周波は 1950〜1960 年代に Politowski が研究したのに始まる．本格的に実用化されたのは 1990 年代で，ClosurePLUS，ClosureFAST と進化してきた．

表 3-2 高周波治療器開発の概略

1964	Politowski（ポーランド）が治療成績を報告（Surgery 1964;56:355-360）．単極性の電気刺激（restore catheter と呼ばれるシステム）．静脈径の縮小が試みられた→皮膚熱傷，神経障害，再発が多かった．
1995	VNUS Medical Technologies 社設立
1998	VNUS Closure System が欧州で認可
1999	FDA に認可 第 1 世代 RF ジェネレーターと 5Fr と 8Fr の expanding electrode カテーテル．Manfrini が有効な成績を報告して，世界的に普及した．
2004	日本で小川らが初期成績を報告
2005	VNUS ClosureFAST が FDA で認可 欧州では Celon 社のデバイスが認可
2006	日本で VNUS ClosurePLUS 臨床治験
2014	日本で Venefit，ClosureFast が認可

ClosureFAST（高周波のカテーテル）は欧米ですでに広く使用され，下肢静脈瘤治療全体の40％を占めていると言われ，良好な治療成績が報告されている。2005年以降，そのままversion upされることなく現在に至っているのは，それだけ成績が安定して確立している証拠と言うこともできよう。

一方レーザーは1985年頃に，冠動脈や末梢動脈の血管形成術に応用されるのが当初のアイデアだったが，血管が閉塞するため閉鎖術の方に方向転換された。810nmを始めとして波長と波形が試行錯誤され，研究が進んできた。2014年現在，世界ではさまざまなレーザー機器が活躍し，下肢静脈瘤治療全体の約半分を占めると言われている。常に進化し続けることがレーザーの長所だと言える。

表 3-3　レーザー治療器開発の概略

1999	Bonéがdiode laserによる血管内焼灼術を報告
2002	Diomed 810-nmシステムがFDA認可 940-nm，980-nmも次々に認可（EVLT元年）
2003	日本で小田らがdiode laserによる治療例を報告
2004	CoolTouch 1320-nmシステムの開発
2006	Vascular Solutions 810-nmシステム Sciton 1319-nmシステム認可
2008	Biolitec 1470-nmシステム認可
2011	日本でElVes LASER 980nmが認可
2014	日本で1470nm radial fiberが認可

わが国では2014年6月，高周波カテーテルのClosureFastと，1470nmのTwo ring radial fiberと呼ばれるレーザー装置の2種類が出そろった。いずれも術後の痛みが少なく，高い閉塞率を持ち合わせる秀逸な焼灼機器であり，従来の機器とは比較にならない長所を持ち合わせている。

2010年には，わが国における血管内治療のガイドラインが出され，それに従って安全で有用な血管内治療が広がっている。現在，日本静脈学会，日本血管外科学会，日本脈管学会，日本皮膚科学会，日本形成外科学会および日本インターベンショナルラジオロジー学会が中心となって，血管内焼灼術実施基準を作成，指導医，実施医を認定する形で治療が実施されており，今後，病院，クリニックで焼灼装置が広く使用されると考えられる。

3. 治療の実際

1. 高周波（ラジオ波）焼灼機器 文献 12,15

　高周波ジェネレーター（図 3-1a）は，460Hz，15〜40W の高周波エネルギーを出力する。カテーテルは 7Fr, 60cm と 7Fr, 100cm の 2 種類があり，先端に 7cm のコイルエレメントを有する（図 3-1b）。最大の特徴は，**カテーテル先端のセンサーにより焼灼温度を 120℃に制御していること**である。ジェネレーターの出力は術者が決める必要がなく，センサーからの情報をもとに機械が決定する。120℃に達しなければ異常と判断して停止する仕組みになっている。焼灼のスイッチを入れると 20 秒間焼灼が行われ自動的に停止する。

　高周波エネルギーは伝導により静脈壁に伝わるので，必ずコイルエレメント部分と静脈壁は密着している必要がある。つまり，焼灼前に行われる麻酔薬の注入は焼灼中の痛みを抑えるだけでなく，静脈とカテーテルを密着させる意味をも持っており，熱伝導のために必須の手技ということになる。焼灼中には超音波プローブで軽く圧迫することでより熱伝導が確実なものになる。術者はこの仕組みをよく理解して焼灼術を行う必要がある。

　安定した焼灼が可能で，術後の疼痛や内出血が少なく，すでに世界的に多数の治療報告があり，確立した機器として認められている。

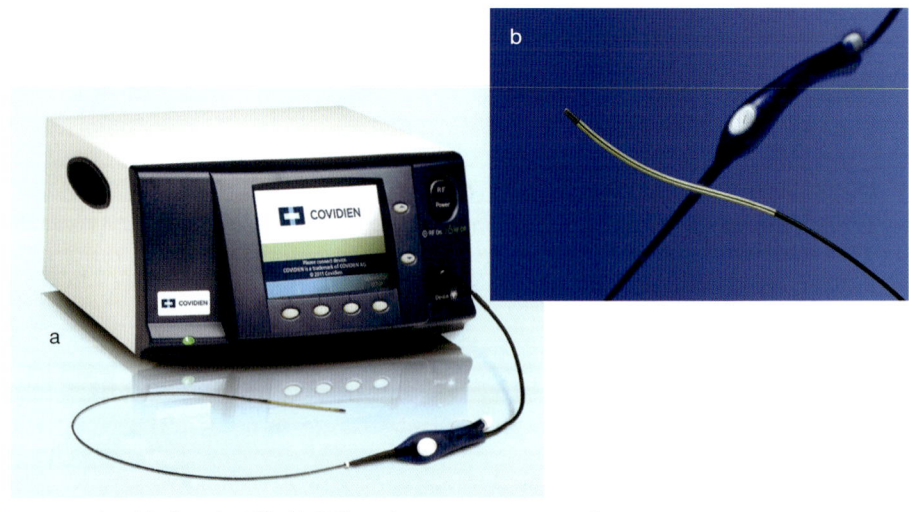

図 3-1　高周波（ラジオ波）焼灼機器（Venefit ClosureFast）
a：高周波ジェネレーター
b：カテーテル：先端に 7cm 長のコイルエレメントを有する．

2. レーザー焼灼機器

　レーザー装置は2011年に980nmのベアファイバーが日本でも保険認可になっており，全国的に広く応用されてきたが，術後に痛みが生じる難点があった。2014年に新しく認可された1470nm ElVeSレーザー（図3-2a）は，4Bに分類される1470nmのレーザー光を発する装置であり，最大出力15Wで，ガイド光として635nmの赤色可視光をカテーテル先端から発する。取り扱いにおいては，定められた講習を受け，管理区域を設定・表示し，焼灼時には専用の保護メガネを使用するなど，安全管理が必須である。

　1470nm ELVeSレーザーの最大の特徴である**2 ring radial fiberは，レーザーエネルギーを360度2カ所から血管壁に照射して静脈壁を均一に焼灼する高性能の焼灼装置**である（図3-2b）。前世代の980nmレーザーは主としてヘモグロビンに特異的に吸収されることによって発熱したが，1470nmでは水をターゲットとしている点で相違があると言われている（図3-3）。980nmに比べて，術後の疼痛や内出血が少なく安定した焼灼ができ，従来よりも格段に優れた装置である。

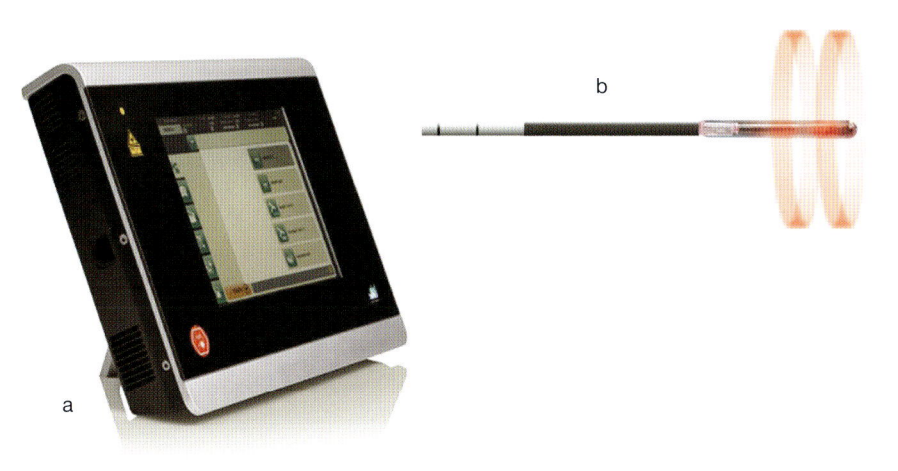

図3-2　レーザー焼灼機器
a：レーザー焼灼機器（1470nm Two ring radial fiber ElVeSレーザー焼灼装置）
b：レーザーファイバー：先端の2ringから周囲360度を焼灼する

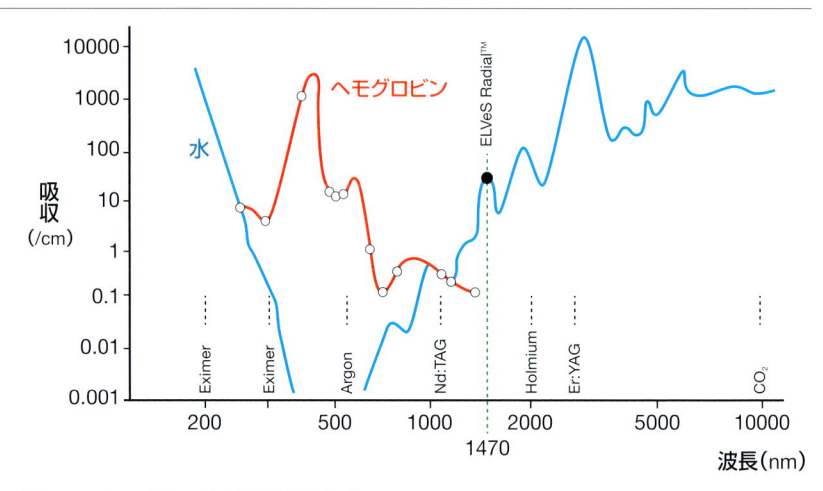

図 3-3 レーザーの波長と吸収係数
980nm レーザーは主としてヘモグロビンに特異的に吸収され，1470nm では水をターゲットとしている点で相違がある．

　逆流のある伏在静脈に対してはストリッピングか焼灼術であるが，そのための機器類はすでにほぼ完成形にある．残るは側枝の静脈瘤や細い静脈瘤，あるいは陰部静脈瘤，静脈奇形など非典型的な部位に分布する静脈瘤を，如何に治療するかが腕の見せどころと言えよう．それには硬化療法が大きな武器となる．次項以下で，それぞれの方法について具体的に検討する．

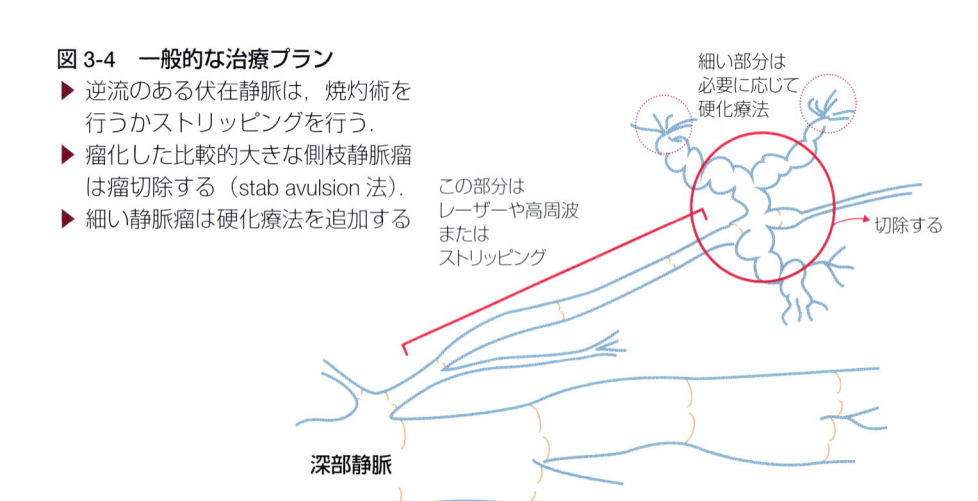

図 3-4　一般的な治療プラン
▶ 逆流のある伏在静脈は，焼灼術を行うかストリッピングを行う．
▶ 瘤化した比較的大きな側枝静脈瘤は瘤切除する（stab avulsion 法）．
▶ 細い静脈瘤は硬化療法を追加する

B 手術の実際

1. 術前マーキング

　手術に先立ってマーキングを行う。これはストリッピング術でもレーザーでも高周波（ラジオ波）でも行う手技で，視診，触診と超音波を用いて，立位もしくは座位で行う。筆者らは患者も術者も楽な体勢で落ち着いて検査ができるというポリシーから，座位で行うことが多い（図3-5）。

　術前の評価は超音波検査技師の手で行われることが多くなったが，**術直前のマーキングは術者自ら行う**ことが推奨されている。マーキングは単に静脈瘤を絵にするという儀式ではなく，術者が自らの目で伏在静脈の逆流範囲を確認した上で静脈の太さや屈曲などをマッピングし，血管内治療なら穿刺点や焼灼範囲，ストリッピング術なら皮膚切開の位置を決め，焼灼後の瘤切除の範囲なども決定する大切な設計図だからである。マーキングをしながら治療プランを再確認し，手術のストーリーと仕上がりのイメージを作る。

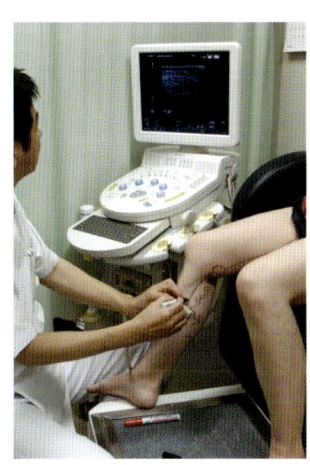

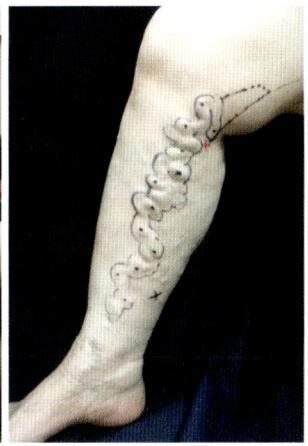

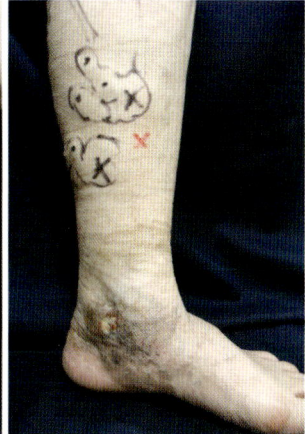

図3-5　マーキングの例
マーキングは視診，触診と超音波を用いて，立位もしくは座位で行う．座位で問題のない部位はできるだけ座位で行う．血管内焼灼術では静脈穿刺点を赤×印，焼灼する伏在静脈を黒の実線，浅くて切除が望ましい伏在静脈は黒の破線などで区別する．瘤切除の切開（stab）の位置を（●），不全穿通枝を（×）などで示す．

2. 血管内焼灼術[文献 12,15]

a) 適応と禁忌

①適 応（表 3-4）

日本のガイドライン[文献 5]では下記のように推奨されている。

1. 深部静脈が開存している。
2. SFJ あるいは SPJ より 5〜10cm 遠位側の伏在静脈の平均的な径が 4mm 以上あること，また平均的な径が 10mm 以下を推奨する。
3. 下肢静脈瘤による症状（易疲労感，疼痛，浮腫，こむら返り等）があるか，うっ滞性皮膚炎を伴っている。
4. 伏在静脈に弁不全があっても，terminal valve が正常で SFJ に弁不全が認められない場合は，血管内治療の適応とはしない。ただし，Dodd の穿通枝が逆流源となっている場合は除く。

平均的な径が 4mm 未満のもの，うっ滞症状がないもの，SFJ に弁不全が認められない場合など，ごく軽症のものについて推奨していないのは，無症状の患者に対する営業的利益のみを目的とした医療行為の防止を意図しているからである。

②禁 忌

下記のような項目が挙げられている。この中で，深部静脈血栓症（DVT）を起こしやすいとされる項目（＊）には注意を要する。これらの禁忌項目については術前の十分な問診が重要である。服用中の薬剤で休薬できるものは 1 カ月前から休薬するのが望ましい。

1. CEAP 分類の clinical class C1（蜘蛛の巣状，網目状静脈瘤）
2. **深部静脈血栓症（DVT）を有する，あるいは既往のある患者**＊
3. 動脈性血行障害を有する患者
4. 歩行の困難な患者
5. 多臓器不全あるいは DIV 状態の患者
6. **経口避妊薬あるいはホルモン剤を服用している患者**＊
7. 重篤な心疾患のある患者
8. 多臓器不全あるいは DIC 状態の患者
9. 妊婦または妊娠の疑われる患者
10. **ステロイド療養中の患者**＊

11. ベーチェット病の患者
12. **骨粗鬆症治療薬（ラロキシフェン），多発性骨髄腫治療薬（サリドマイド）を服用している患者**＊
13. **血栓性素因（プロテインC欠損症，プロテインS欠損症，アンチトロンビンIII欠損症，抗リン脂質抗体症候群など）の患者**＊

　なお，従来からあらゆる手術の際に要注意とされてきた抗血栓剤服用症例は，血管内焼灼術では禁忌ではなく，むしろ出血性の合併症の軽減目的としてストリッピング術よりも推奨されている。

　また，高位結紮の再発症例（再疎通）や肥満症例は血管内焼灼術のよい適応である。すなわち，高位結紮の再疎通では，前回手術の瘢痕組織のため再手術に困難を伴うことがあったり，肥満症例では高位結紮に大きな皮膚切開が必要であったりするのに対して，血管内治療では皮膚の瘢痕も肥満もあまり障害とならないからである。ただし，高度の肥満はそれだけでDVTの危険因子でもあるので，術後の圧迫療法や歩行運動の励行などには特に配慮する必要がある。

表 3-4　血管内焼灼術が特に推奨される症例

1. 抗血栓剤内服中
2. 高位結紮の再発症例（再疎通）
3. 肥満症例

b) 麻　酔

　血管内治療は局所麻酔だけでも施術可能だが，注射（TLA）の穿刺が多いので，できれば少し鎮静した方がいいと思われる。麻酔薬としては，現在デクスメデトミジン（プレセデックス）がある。その他，これまでにプロポフォール（ディプリバン），ミダゾラム（ドルミカム）を用いた報告があり，広く応用されている。鎮痛目的でごく少量のフェンタニル（0.5mL）も有効である。

　一方，**本格的な全身麻酔や腰椎麻酔は行わない方がよいとされている**。すなわち，この手術の合併症として最も気をつけるべき深部静脈血栓症の予防のため，**術後すぐに歩行することが重要**だからである。

c）手術室の配置と体位

　術者1名で行う場合は，患者の右側に座り，超音波モニター，レーザー（高周波）装置を対側に配置する。介助の看護師がつく場合には術者の右側，助手がつく場合には術者の左側か対側に座るようにする。術者と助手が超音波モニターを自然な体勢で見られるように工夫する必要がある。また，高周波（ラジオ波）で行う場合，左肢焼灼時には助手が対側に座ると焼灼部の圧迫が容易である。

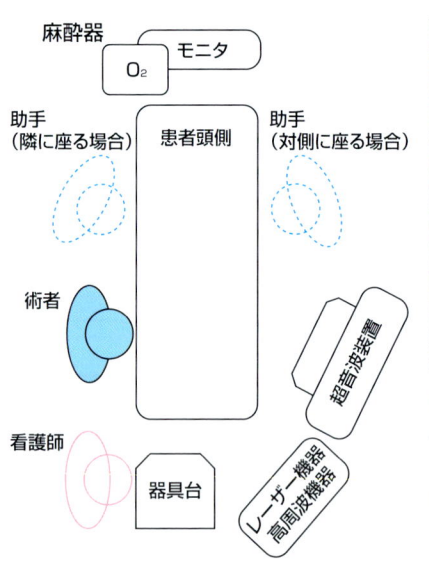

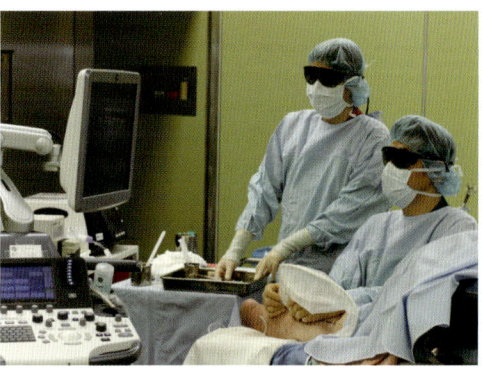

図 3-6　手術室の配置
a：術者と助手から超音波装置のモニターが見やすいように配置する．
b：術野外から超音波装置が操作しやすいようにアームの方向を工夫する．

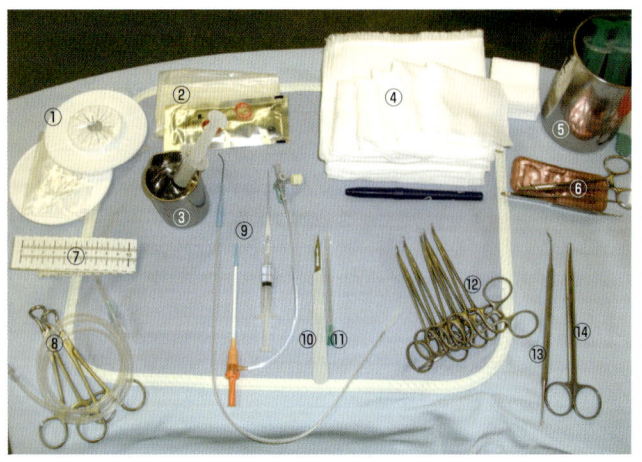

図 3-7　用意する器械の例
左上から
①無影灯カバー，
②超音波プローブカバー，
③生食，④ガーゼ，
⑤TLA液，⑥持針器と針糸，
⑦ものさし（紙），
⑧布鉗子，⑨シースセット，
⑩メス，⑪カテラン針（21G），
⑫モスキート，
⑬静脈瘤切除用フック
　（バラディー），
⑭はさみ

d) 超音波下の静脈穿刺

　静脈瘤の血管内治療は，超音波下の静脈穿刺によるシースイントロデューサの挿入から始まる。高周波（ラジオ波）では7Fショートシース，980nmレーザーでは7Fロングシース，1470nmレーザーでは6Fショートシース（またはロングシース）が主に用いられる。

　シースの挿入においては超音波下の静脈穿刺の習得がまず第一歩である。穿刺が苦手だからと言って，初めからcut down法を標準術式とするのでは，せっかくの血管内治療の利点が失われるので，超音波下静脈穿刺の習得を強く推奨する。これは中心静脈穿刺や血管造影・心臓カテーテル検査，上腕静脈の穿刺による中心静脈カテーテル挿入などでも広く応用できるので，研修医にとっても習熟する価値が高い手技と言える。

　表在静脈の穿刺はガイド器具を用いずフリーハンドで行うため，**針先を見失わないように注意することが成功のコツ**である。そのためには，長軸法で静脈を描出するのに慣れることを推奨する。また，針を素早く認識するためには穿刺した後，プローブを穿刺部位の上にかぶせてよい（図3-13）。

①伏在静脈の穿刺

　穿刺部位には，膝の10cmほど下が最も安定している。伏在静脈の逆流の最下点で少し瘤化していれば理想的である。皮膚が柔らかくて平面の得られにくい大腿部，瘤化のない部位，細い静脈，深い静脈などでは穿刺の難易度が高くなるが，習熟を重ねれば，どの部位でもどんな深さでも穿刺できるようになる。どうしてもできなければ，最終的にcut down法になるが，穿刺に失敗した後ではcut down法は必ずしも容易でない場合も多い。

　穿刺を成功させるための細かな注意点・工夫点を列挙する。
1. できるだけ患者の緊張を取る。
2. 逆Trendelenburg体位をとり，静脈を拡張させる。
3. 通常駆血帯は不要だが，拡張が十分でなければ用手圧迫法（または駆血帯）を用いる（図3-8）。
4. 術者は必ず座って穿刺する。姿勢を正して行う。
5. プローブを持つ左手の肘，前腕を固定する。プローブは包むように持つ（図3-9）。

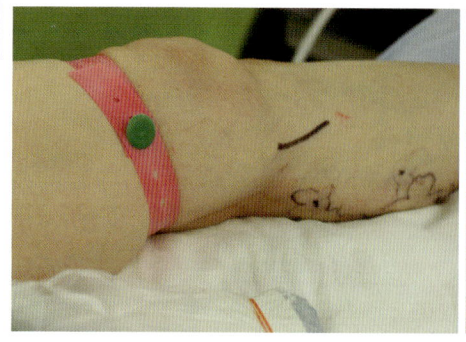

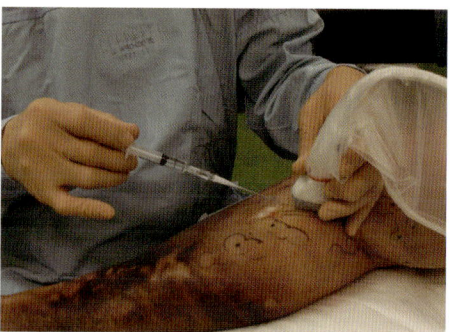

図 3-8　駆血帯を用いた穿刺　　　図 3-9　穿刺時の姿勢

6. プローブを皮膚に強く押し付けると静脈がつぶれて穿刺できなくなる（皮膚が凹まないようにプローブを保持する）。ただし，静脈の中枢側は圧迫されていてもよい。
7. 穿刺する部位の決定が成功のカギを握っている。先述のように，伏在静脈の逆流の最下点で，できれば瘤化している箇所を狙う（図 3-10～12）。
8. 穿刺する部位を決定したら，まず**皮内に局所麻酔薬を注入して 5mm ほどの丘疹を作る。この時，皮下に麻酔薬を多く注入すると静脈を圧排して，穿刺しにくくなることがあるので注意**する。
9. 少しだけ穿刺してから穿刺部にプローブをのせ（図 3-13），この状態で針と静脈を描出する。静脈ははっきりと描出する。静脈の描出が甘いと穿刺できない（図 3-14）。

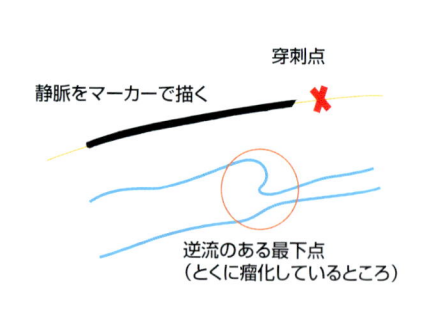

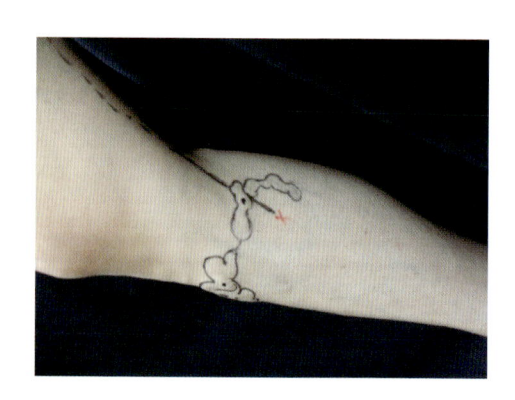

図 3-10　マーキング
a. 逆流のある最下点（特に瘤化している箇所）が狙い目（図 3-11）．
b. マーカーで静脈と穿刺点をマークする．

3. 治療の実際

図 3-11 瘤化している部分
瘤の根元が狙いやすい.

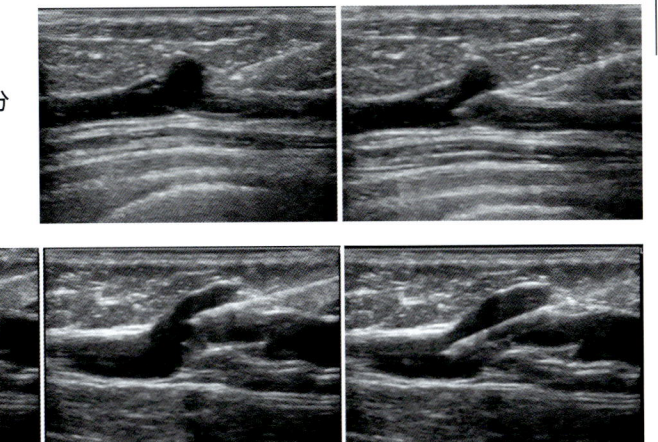

図 3-12 表在化して瘤化している部分
特に狙いやすい.

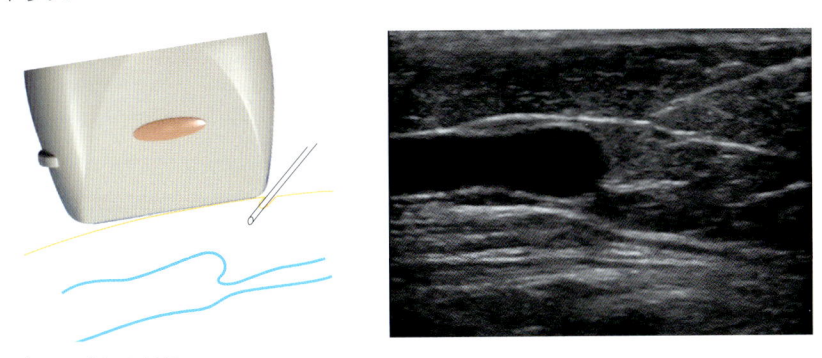

図 3-13 プローブをのせる
穿刺点を覆うようにプローブをのせて針と静脈を描出する.

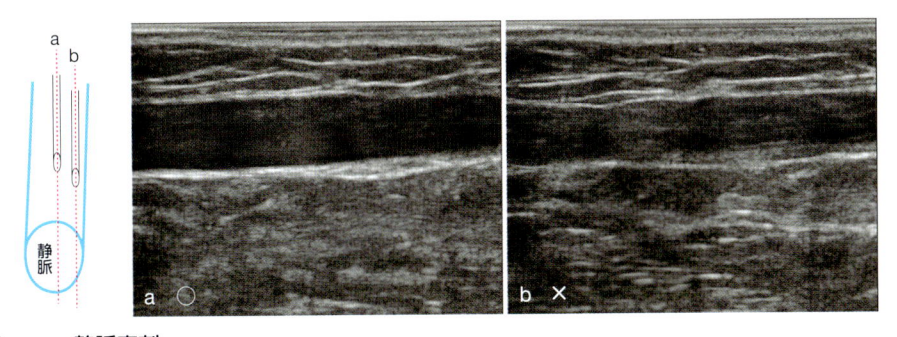

図 3-14 静脈穿刺
静脈の描出が甘いと,静脈の端を穿刺する(bのようになる)ので失敗する可能性が高い.

10. 針を進める時は針の先端を見失わないように注意する．
11. 針の先で，静脈の前壁が凹むのを確認する（図3-15）．前壁が凹まないと穿刺できない．
12. 静脈を貫く時は，ある程度のスピードが必要である（図3-16）．静脈壁は意外に硬い．
13. 静脈の壁を完全に貫いて，できれば少し静脈内に針を進める．少し静脈壁を貫いただけで安心して内筒を抜くと，外筒が入っていないのでガイドワイヤーが入らず穿刺に失敗する（図3-17～19）．

　いろいろな工夫があるが，なにより大事なことは，針と静脈が全長にわたって超音波画面に描出されていることである．そのためには，超音波のプローブと針と静脈が一直線になっていることが重要である（図3-20）．

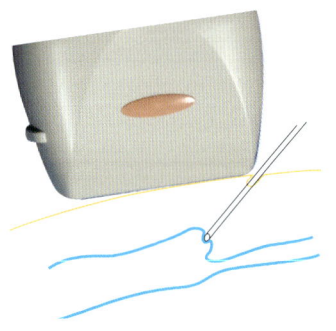

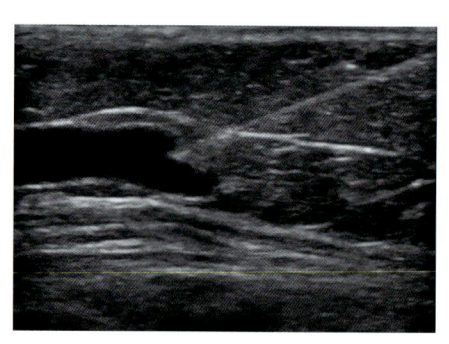

図 3-15　必ず穿刺前に静脈の前壁をノックする（前壁の変形を確認）．

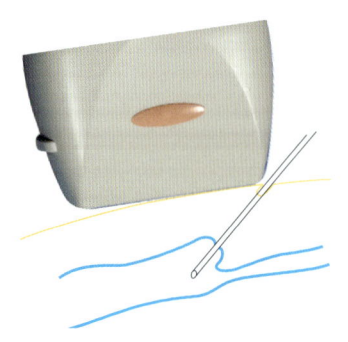

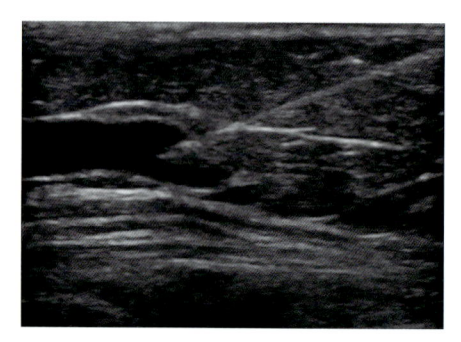

図 3-16　少しスピードをつけて前壁を貫く．この写真ではまだ内筒しか入っていない．

3. 治療の実際　71

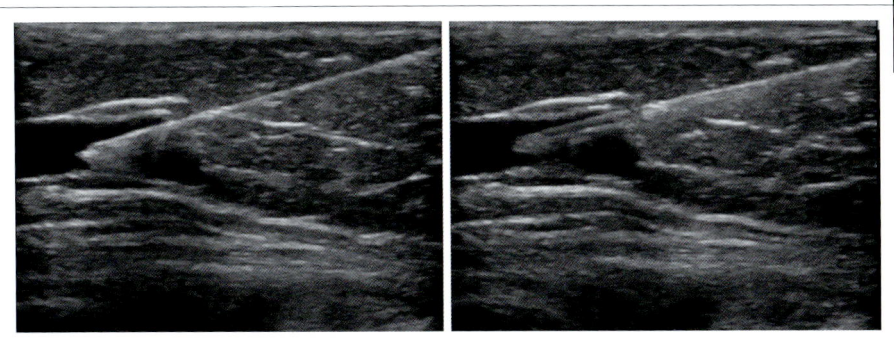

図 3-17　十分に刺し入れてから内筒を抜く.

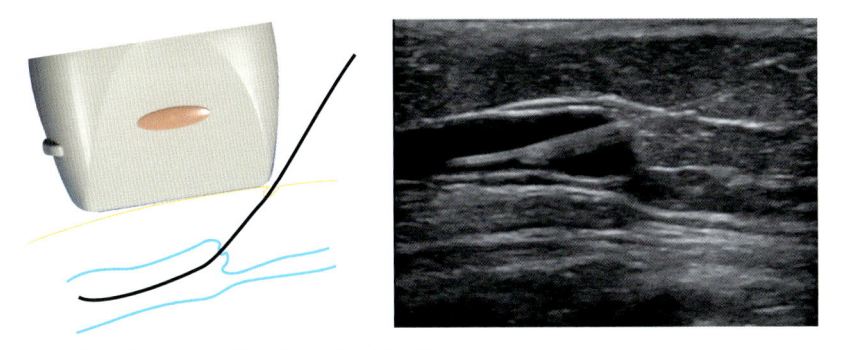

図 3-18　超音波ガイド下にガイドワイヤを進める.

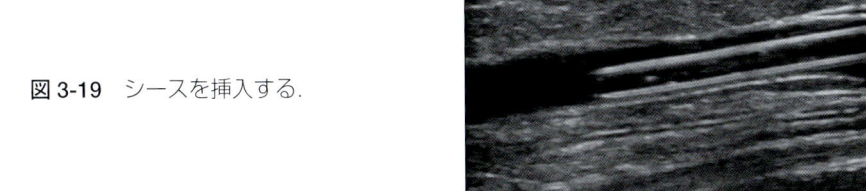

図 3-19　シースを挿入する.

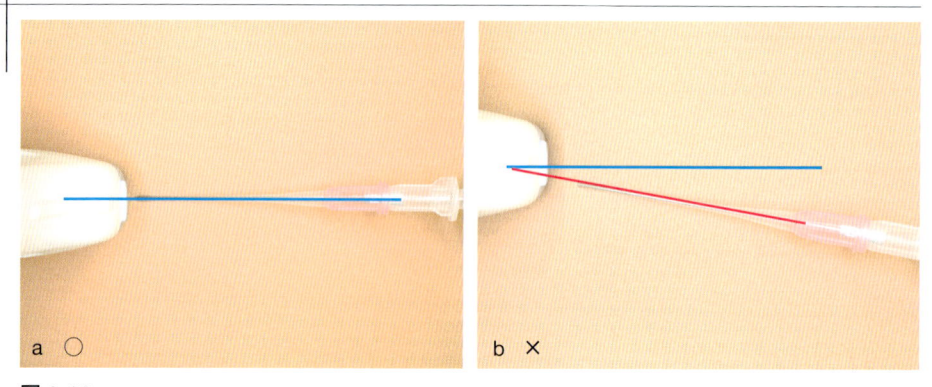

図 3-20
穿刺針がプローブの中央を貫き，プローブと一直線になることが重要である．

②小伏在静脈の穿刺

小伏在静脈は筋膜で覆われて安定しているので，大伏在静脈よりも穿刺しやすい．ただし，踵が邪魔になることがある．対処方法としては図 3-21 に示した方法を推奨する．

なお，小伏在静脈は完全な腹臥位でなくても，横向きで意外に簡単に穿刺できる（図 3-22）．特に円背や肥満などで完全な腹臥位が困難な場合は，このような体位で行うとよい．

図 3-21　小伏在静脈穿刺時の工夫
①手術台の端から爪先を落とす．
②枕を足首の下に置く．

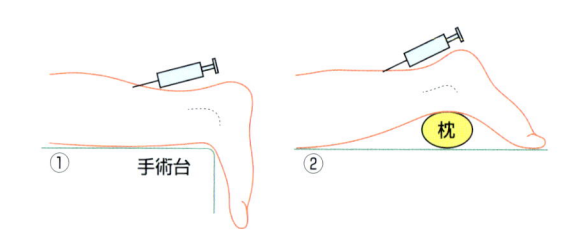

図 3-22　横臥位で手術台の端から爪先を下げた姿位
患者が完全な腹臥位を嫌う場合，小伏在静脈の穿刺は横向きでも可能である．

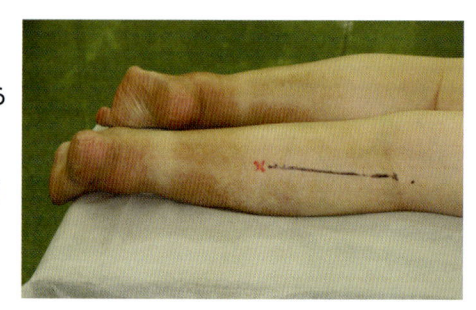

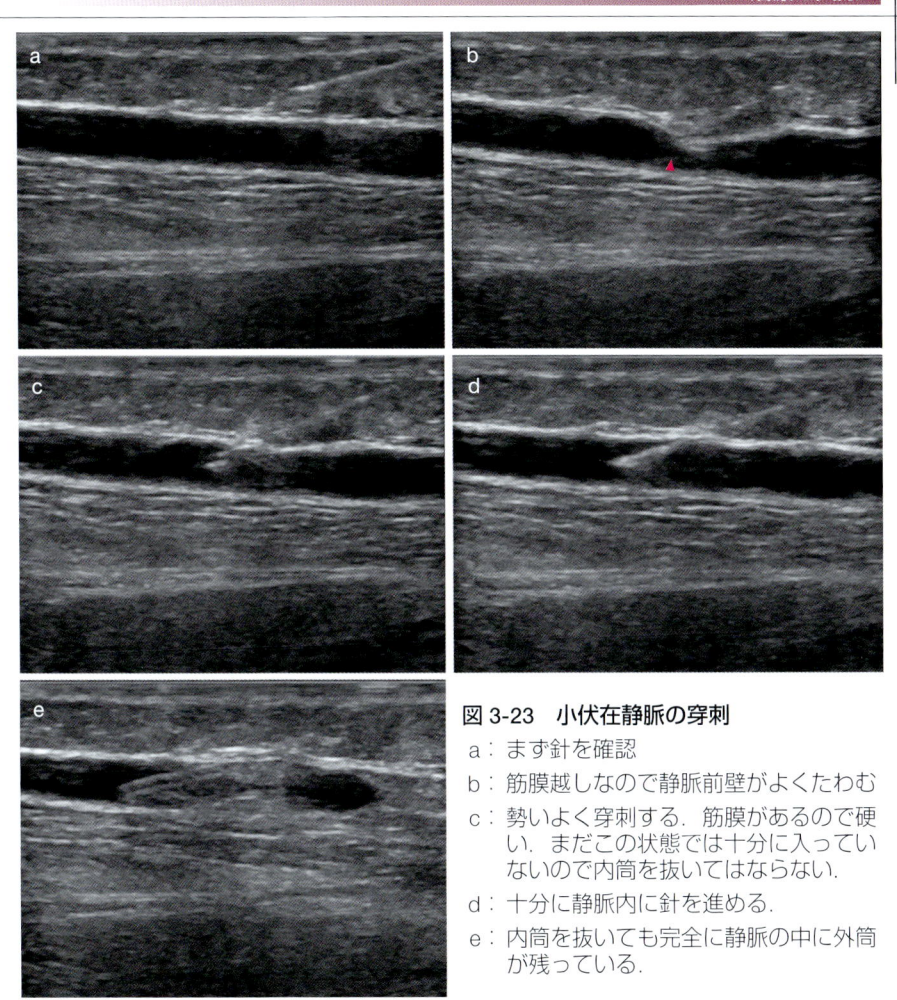

図 3-23 小伏在静脈の穿刺
a：まず針を確認
b：筋膜越しなので静脈前壁がよくたわむ
c：勢いよく穿刺する．筋膜があるので硬い．まだこの状態では十分に入っていないので内筒を抜いてはならない．
d：十分に静脈内に針を進める．
e：内筒を抜いても完全に静脈の中に外筒が残っている．

e）カテーテルの挿入

　シースイントロデューサを挿入したらカテーテルを挿入するが，その前に体表面からカテーテルを当てて，おおよそのマーカーの位置を確認しておくとよい（図 3-24）．

　高周波のカテーテルまたは 1470nm レーザーファイバーを，そけい部まで挿入する（980nm レーザーでは TLA の後でファイバーを挿入するが，高周波や 1470nm レーザーでは TLA の前に挿入する）．

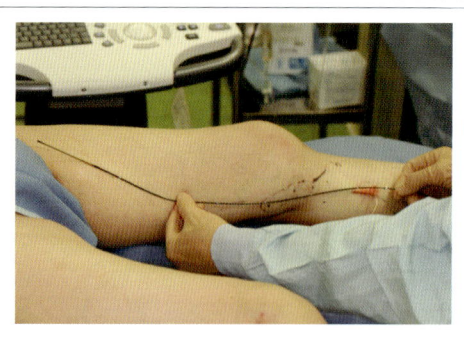

図 3-24
カテーテルを挿入する前に，体表からカテーテルを当てて，マーカーの位置を確認しておく．

　通常，ガイドワイヤーなしで行えるが，伏在静脈に蛇行や瘤化があってカテーテルが通過しにくい場合には，決して強引に押し入れず，超音波でその原因を正確に把握して適切に対処しながらゆっくりと進める（図 3-25〜29）．
　どうしてもカテーテルの通過が困難な場合には無理をせず，高周波の場合には 0.025 ストレートガイドワイヤーをカテーテルに挿入して先行させ，レーザー（1470nm）ではガイドワイヤーを用いてショートシースからロングシースに変更して再度挿入する．

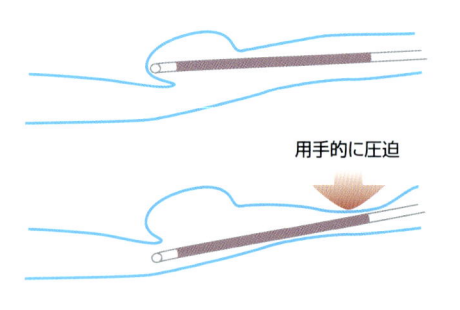

図 3-25　カテーテル通過困難時の工夫-1
カテーテルの先端近くを押さえることにより通過する．

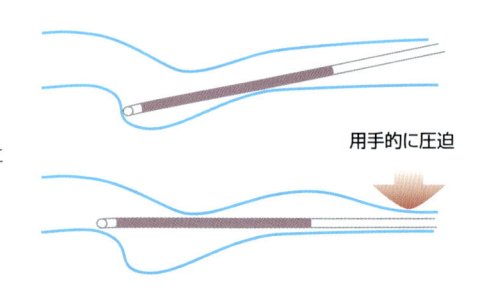

図 3-26　カテーテル通過困難時の工夫-2
カテーテル先端から遠い部分を押さえることにより，カテ先が上向きになって通過する．

3. 治療の実際 | 75

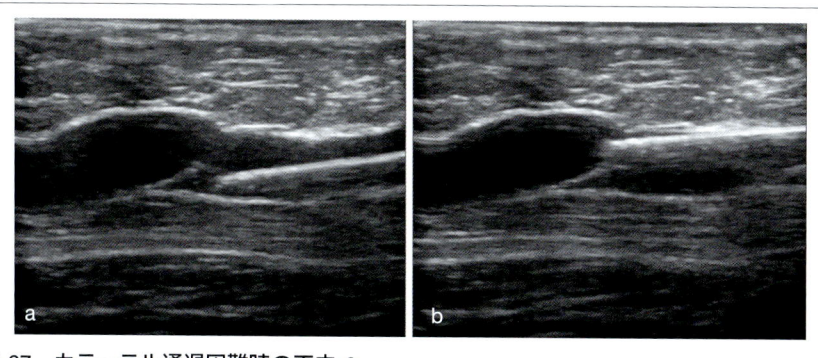

図 3-27 カテーテル通過困難時の工夫-3
弁のところでカテーテルが引っ掛かった（a）が，カテーテルを用手圧迫で上向きにして通過する（b）.

図 3-28 カテーテル通過困難時の工夫-4
瘤化している部分をプローブで押しつぶし，直線化することで通過する.

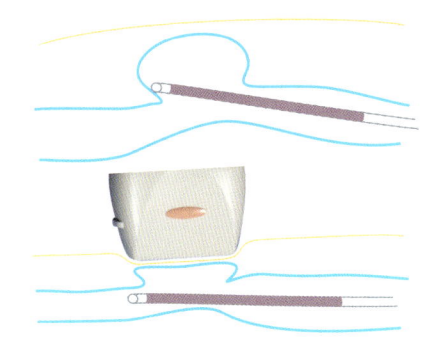

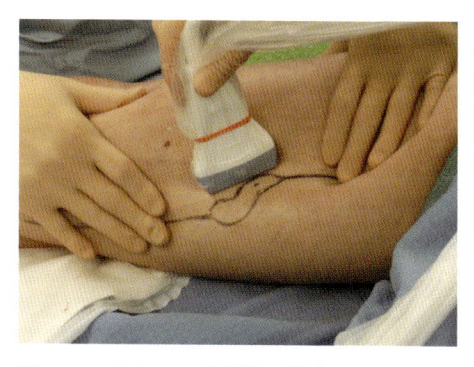

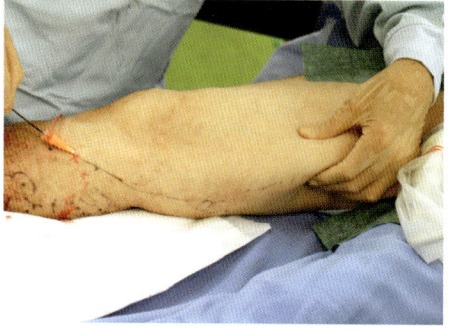

図 3-29 カテーテル通過困難時の工夫-5
蛇行した伏在静脈では用手的に静脈を直線化させたり，皮膚をつまむのも有効である.

図 3-30
SFJ の 2.0cm 程度末梢側にカテーテル先端を置き，正確な距離を測定し記録する．

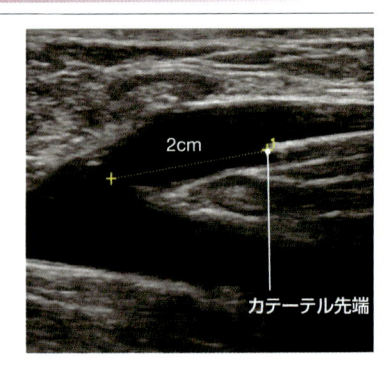

図 3-31
カテーテルを挿入してマークの位置を確認し，焼灼の準備が完了した．

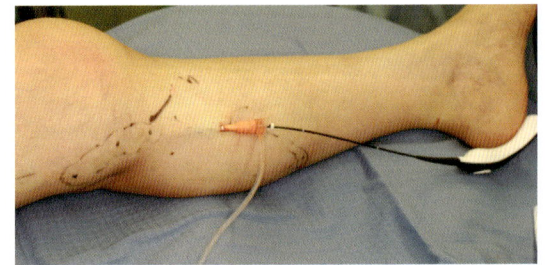

　伏在静脈-大腿静脈接合部（sapheno-femoral junction：SFJ）近くまでカテーテルを進め，SFJ から 2.0cm の位置にカテーテル先端を置き（図 3-30），その時点で高周波ではドーナツ型のマーカーの位置を確定させる．レーザーでは目盛の位置を確認する（図 3-31）．

　伏在静脈（GSV）と大腿静脈（FV）は同じ平面上になく，軸がずれているので同時に描出できないことが多い．また，GSV が比較的太い場合に，図 3-32b のように scan するとカテーテルが描出されないことがある．図 3-32c のように scan されるとカテーテルは見えているが伏在静脈-大腿静脈接合部（SFJ）は同時に描出できていないことになる．

　小伏在静脈系では，穿刺は下腿中央付近で行い，前述同様にシースを挿入してカテーテルを挿入する．小伏在静脈は破格が多く，とくに伏在静脈-膝窩静脈接合部（sapheno-popliteal junction：SPJ）の位置は大腿部にあることも少なくないが，通常カテーテルは膝窩部のしわの部分より上は焼灼しない．また，小伏在静脈に腓腹筋静脈が合流する場合は，その手前にカテーテルを留置して焼灼する．また，小伏在静脈の末梢側 1/2 は焼灼しないのが原則である．

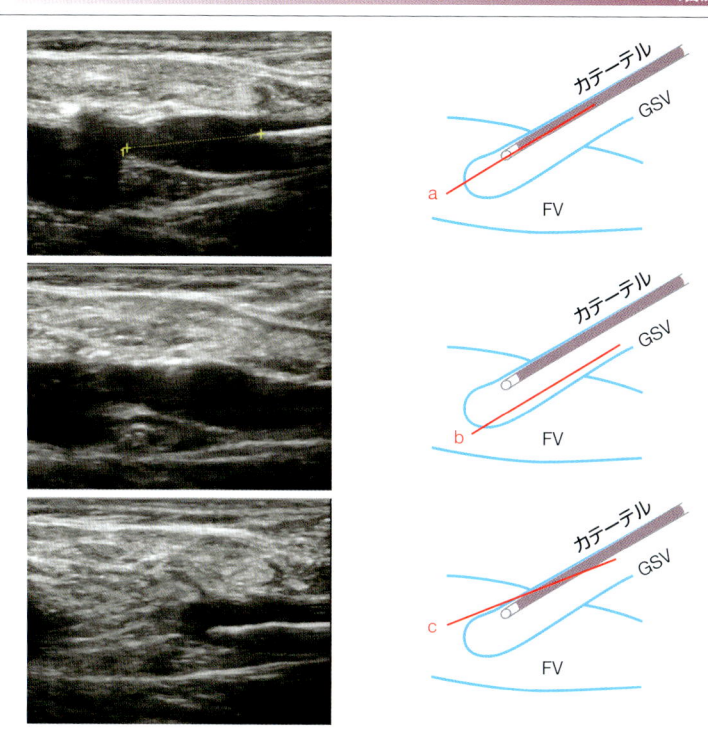

図 3-32 プローブ，カテーテル，GSV，FV の軸のずれ
a：カテーテルと SFJ が同時に描出されている．FV は軸が違うので一部だけ見えている．
b：SFJ と FV の一部が描出されているが，カテーテルは描出できていない．
c：カテーテルは描出できているが，SFJ は描出されていない．

図 3-33
小伏在静脈の焼灼は腓腹筋静脈が合流する手前に留める．
SSV：小伏在静脈
GCV：腓腹筋静脈
PV：膝窩静脈

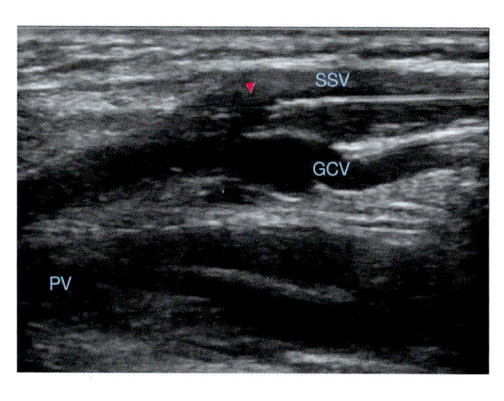

f）TLA（tumescent local anesthesia）

　TLA は，エピネフリン添加 0.1％リドカインに少量の重炭酸ナトリウムを加えた局所麻酔薬による膨潤麻酔で，もともと脂肪吸引手術に用いられたが，いまや下肢静脈瘤治療の麻酔として欠かせないものとなった。

　脂肪吸引手術に TLA を提唱した Klein らの論文では，リドカイン 0.05％，エピネフリン 1：1,000,000, $NaHCO_3$ 12.5mEq となっているが，厳密な配合は必要ない。リドカインを約 0.05〜0.1％に想定した例を表 3-5 に示す。エピネフリン添加により吸収が遅く，大量投与可能なことが大きなメリットである。Klein らによると TLA でのリドカインの極量は 35mg/kg であり，体重 50kg なら 0.1％リドカイン 1750mL に相当する。通常，片足に 500mL 以上使うことは稀なので，両足合わせて 1000mL 近く使用しても理論上問題ない計算である。$NaHCO_3$ を入れるのは，注入時の痛みを緩和する目的と言われる。

表 3-5　TLA 液配合例

1％E リドカイン（エピネフリン 100,000）	60〜100mL
$NaHCO_3$（7％メイロン）	20mL
生理食塩水	1000mL

　手術台を Trendelenburg 体位とし下肢の静脈を虚脱させて超音波下に TLA を行う。カテーテルの突き刺し事故に注意し，saphenous compartment 内に丁寧に TLA 液を注入していく。焼灼 1cm あたり 10mL が推奨されており，30cm 焼灼なら 300mL が目安となるが，正確に compartment 内に注入すれば，その 6〜7 割程度でも十分と思われる。SFJ 近くでは，特に丹念にカテーテル周囲に TLA 液を注入する。通常，すべての注入は超音波で伏在静脈を長軸または短軸方向に確認しながら行う（図 3-34〜36）。

　大腿部で伏在静脈が saphenous compartment の外にある症例などでは，皮膚とカテーテルの距離を TLA により 1cm 以上離すことが推奨されている。皮膚とカテーテルが極端に近い場合，術後に強い色素沈着を起こす恐れがあり，血管内治療には不向きである。最初からストリッピング術を選択するか，浅い部分だけ選択的にストリッパーを入れるか，瘤切除の要領で stab wound から伏在静脈を切除するのがよい。

3. 治療の実際　79

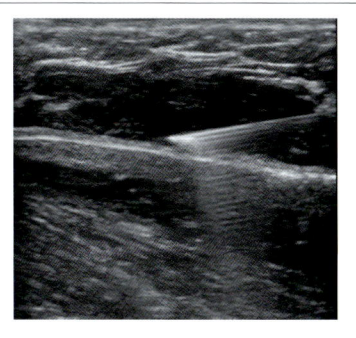

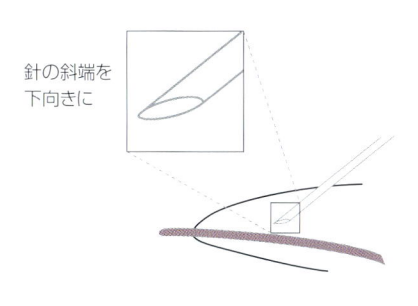

図3-34 saphenous compartment への TLA 注入（長軸像）
カテーテルを傷つけないように TLA 針の刺入角度に注意する（できるだけ針先が下を向くようにする）.

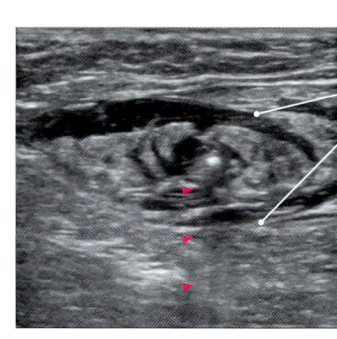

針の斜端を下向きに

図3-35 saphenous compartment への TLA 注入（短軸像）
注入した TLA によってカテーテルが「台風の目」のように描出される．
カテーテルは acoustic shadow を引く（▶）.

saphenous compartment
伏在筋膜
大腿筋膜

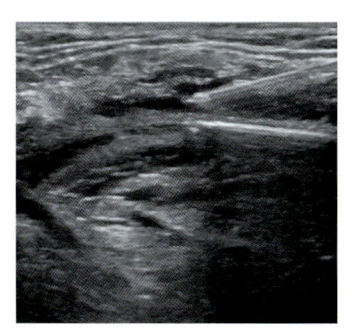

図3-36 SFJ 周辺の TLA
SFJ 周辺の TLA は丁寧に行う.

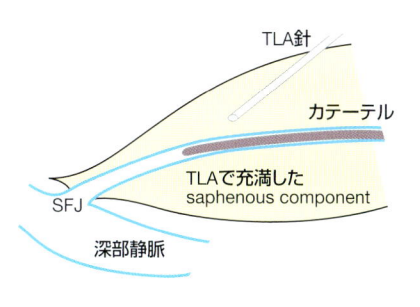

TLA針
カテーテル
TLAで充満した saphenous component
SFJ
深部静脈

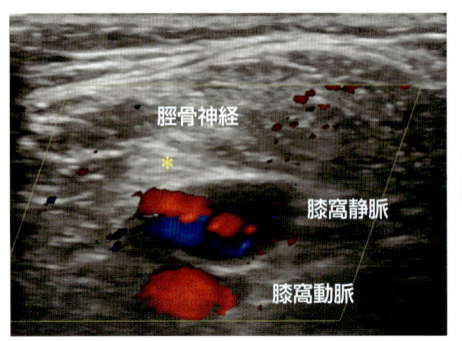

図 3-37
膝窩静脈付近の超音波解剖

小伏在静脈では上記と同様にカテーテル周囲に TLA を行い，膝窩部で脛骨神経を確認し（図 3-37），TLA によって小伏在静脈と脛骨神経を十分に離すことが重要である。

g）焼 灼

TLA が完了したら焼灼を開始する。

①高周波（ラジオ波）焼灼術

高周波では，ジェネレーター本体の右端にある RF Power ボタンを押し，ついでカテーテル手元にあるボタンを押すと焼灼が開始される（図 3-38）。焼灼中はカテーテル先端を超音波で観察するとともに，プローブと指 2 本で用手的圧迫を加え，熱伝導による伏在静脈焼灼を助ける（図 3-39）。

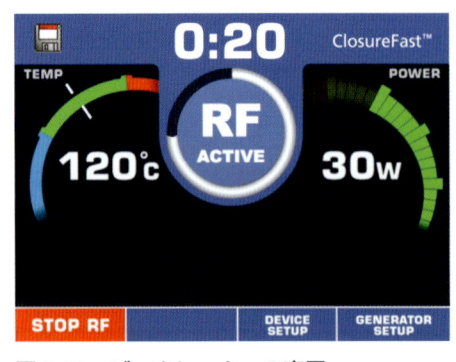

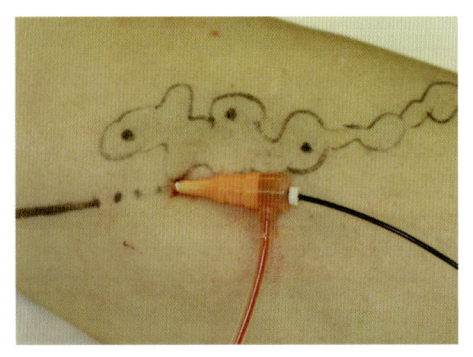

図 3-38 ジェネレーターの表示
ディスプレイに，カテーテル先端の温度［120℃（左）］，残りの秒数［0:20 秒（中央）］，出力 W 数［30W（右）］が表示される．

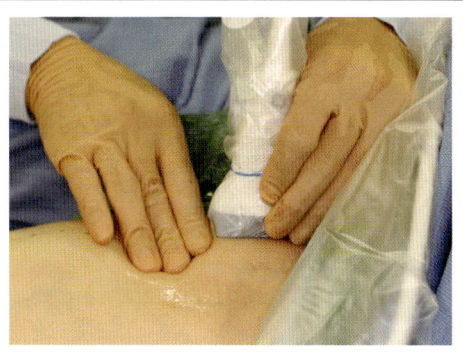

図 3-39
焼灼時はプローブと指で圧迫する.

　最中枢側は 20 秒×2 回焼灼する。以後，カテーテルに 6.5cm 間隔で刻まれたマーカーを確認しつつ徐々に抜去しながら各 segment 20 秒×1 回ずつ（大腿部は 2 回焼灼も可能）焼灼する。

　焼灼中に患者が疼痛や灼熱感を訴えた時は直ちに焼灼を中止し，TLA 麻酔液をカテーテル先端付近に追加した後，焼灼を再開する。

　カテーテルが概ね抜けてくると，斜線部分が見えてくる。最終焼灼位置として，11cm のシースの場合は 11 のマーク（図 3-40a），7cm のシースの場合は 7 のマーク（図 3-40b）とすることが推奨されている。さらに穿刺部近傍まで焼灼したい場合，シースを抜いて，カテーテルの発熱部分から 3cm 手前の 3 本のライン（図 3-40c）が見える位置までは焼灼可能である。

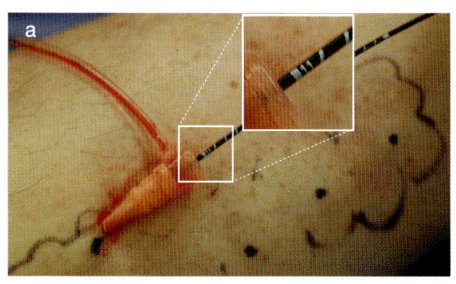

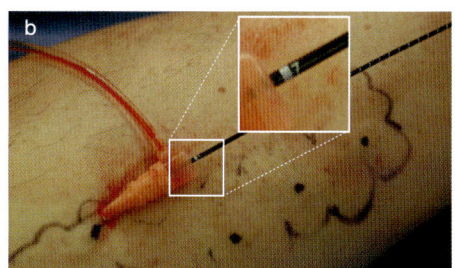

図 3-40　最終焼灼位置
a：11cm のマーク
b：7cm のマーク
c：3 本線のマーク

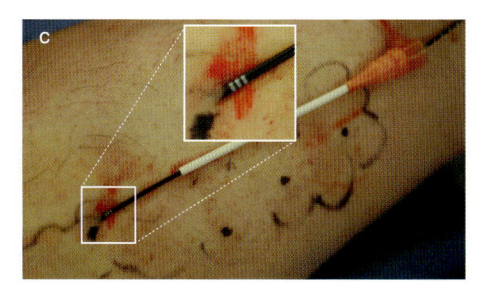

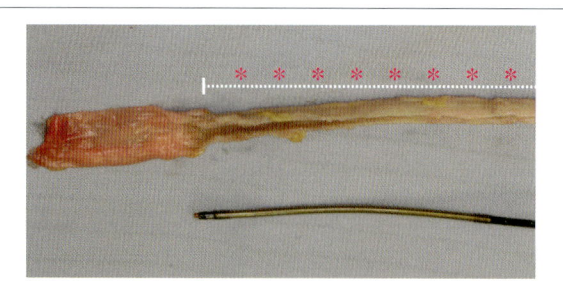

図 3-41　ストリッピングした静脈を体外で焼灼した後（＊）の肉眼所見
穿孔は起こさず，静脈が熱変性し，なめし皮のようになっている

②レーザー焼灼術

照射を開始する前に室内全員の保護メガネ着用を確認する。

　レーザー焼灼術では，出力ワット数，目標とするエネルギー量（LEED）を決定し，それに合わせて用手的にカテーテルを引きながら焼灼する。980nmでは，8～15W，70～100J/cmが目安とされていたが，1470nm radial fiberでは10W，静脈径（mm）×7J/cmが推奨されている。
　すなわち，静脈径8mmなら8×7＝56J/cmであるから，1cmを約6秒程度のスピードで用手的にファイバーを引くことになる。
　液晶画面の「STNDBY」をタッチして「READY」を表示させ，フットスイッチを踏むことで照射が開始される。照射時は，超音波で2つのringからのsteam bubbleを観察する。2ringなので2カ所の照射点が盛り上がって，ちょうどラクダのコブのように見える（図3-42, 43）。

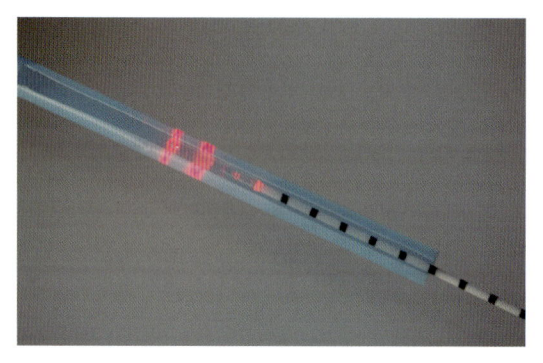

図 3-42　2 ring による焼灼（*in vitro*）実験

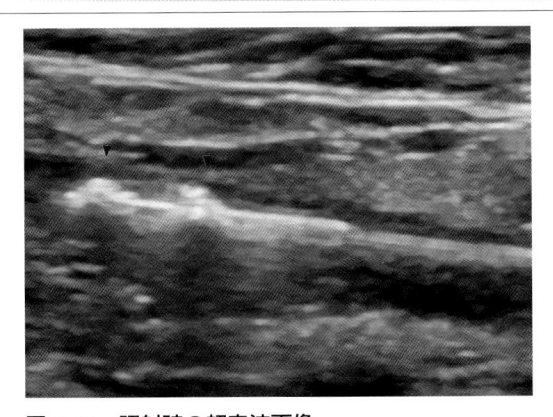

図 3-43　照射時の超音波画像
照射部位が2ringのため，超音波像はラクダのコブのように見える．

　カテーテルを一定スピードで常に動かし，カテーテル先端と静脈壁が接着しないように注意する．高周波と同様，焼灼中に患者が疼痛や灼熱感を訴えた時には直ちに焼灼を中止し，TLA麻酔液をファイバー先端付近に追加してから焼灼を再開する．

　1470nmレーザーファイバーには2個のセーフティマーキング（黒い部分：図3-44）があり，11cmのシースを用いる場合，手前側のマーカー（セーフティマーキングI）が見えたら焼灼を終了し，シースを抜く．それ以上焼灼したい場合は，シースを抜いてから焼灼する．先端側のマーカー（セーフティマーキングII）が皮膚から見えたら終了する．焼灼が終了したら，累積照射エネルギーと照射時間，治療血管長を記録して，装置後面の電源スイッチをOffにする．

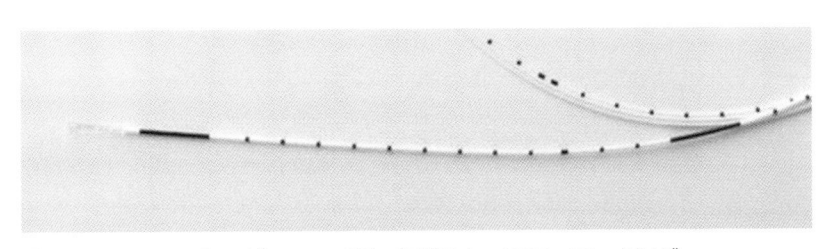

図 3-44　1470nmレーザーファイバー先端のセーフティマーキング

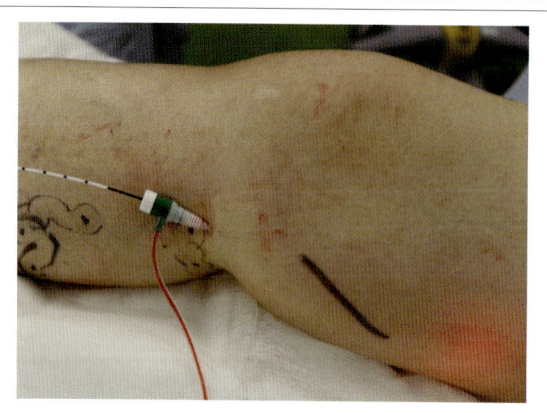

図 3-45　レーザー治療の術中写真

▶注　意

　高周波・レーザー共通の注意点として，大伏在静脈全長にわたって逆流を認める場合でも，原則的に下腿1/2以下は焼灼しない．これは神経損傷を防ぐためである．また小伏在静脈では，膝窩部より上は脛骨神経損傷，下腿中央以下は腓腹神経損傷が危惧されるため，焼灼しないよう注意する．

　焼灼が終わったら，念のためにSFJの確認を行う．深部静脈が焼灼されていないこと，焼灼した伏在静脈に逆流波形がみられないことをカラードプラで確認する（図3-46）．

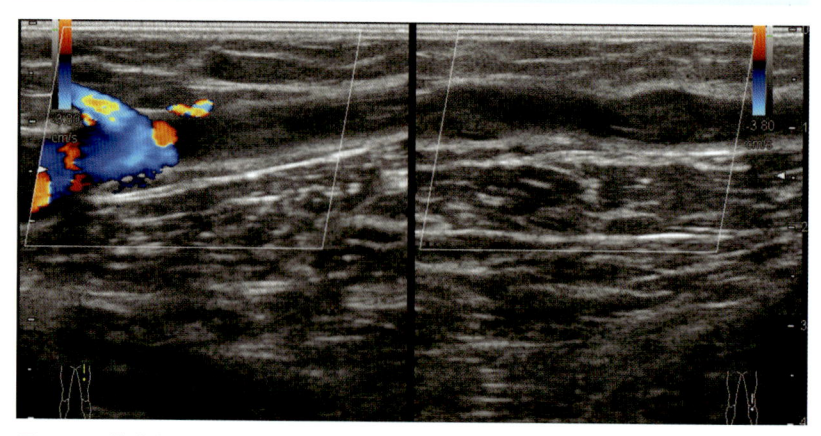

図 3-46　術後超音波検査画像
術後は72時間以内に超音波検査を行うことが推奨されている．
EHIT（endovenous heat-induced thrombus），深部静脈血栓症の有無を確認する．

3. 治療の実際

h）血管内焼灼術の合併症
①内出血，術後疼痛
　980nmのレーザーでは高頻度で起こっていた内出血（図3-47）や術後疼痛であるが，2014年に実現した高周波（ラジオ波）と1470nmレーザーの認可により激減した。

図3-47　980nmレーザー焼灼術後の大腿部内出血

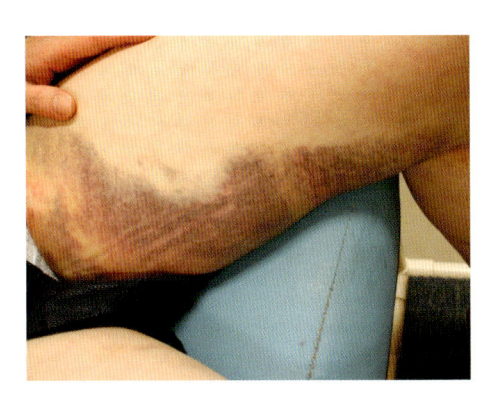

②水疱，アレルギー性皮疹などの皮膚合併症
　包帯，枕子などにより一晩でも大きな水疱や皮疹を作ることがあり（図3-48），「医原性褥瘡」に相当するので注意を要する。水疱のできやすい膝関節部内側にはフィルムを貼るなどで予防する（図3-49）。

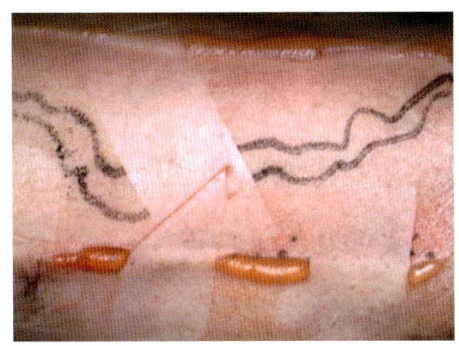

図3-48　枕子の角による水疱形成

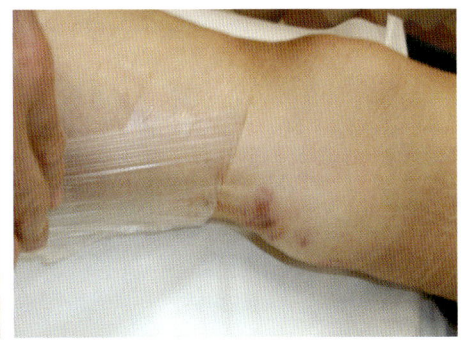

図3-49　フィルムドレッシングで予防
膝の内側は水疱の多発領域なので，フィルムドレッシングで予防する．

③血栓性静脈炎

静脈が血栓性閉塞を起こすと発赤・腫脹を伴う静脈炎が生じる。レーザーや高周波ではあまり頻度が高い合併症ではない。焼灼による熱変性の結果ではなく，むしろ焼灼が不十分な場合の血栓形成によるものと推察される。高周波では，焼灼時間は20秒か40秒と決まっているが，レーザーでは用手牽引なので不十分な焼灼には注意が必要である。

④色素沈着

比較的皮膚に近い部分の焼灼は色素沈着の原因になる（図 3-50）。整容性を求められる若い女性などでは注意が必要である。回避する手段として，下記があげられる。

1. 皮膚と静脈の間にTLAを十分に浸潤させ，少なくとも皮膚と静脈が1cmの距離が保てるようにして焼灼すること：皮膚の火傷は防げるが，やはり色素沈着はかなりの確率で発生する．
2. 皮膚と静脈が近い部位は静脈を抜去する：確実性はこの方が高い．具体的には，「3. 血管内治療時代のストリッピング術」で詳述する。

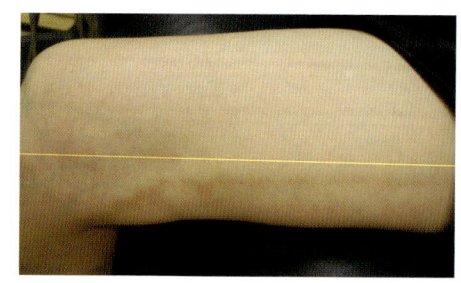

図 3-50　浅い大伏在静脈の焼灼で生じた術後色素沈着

⑤つっぱり感

比較的太くて浅い伏在静脈への焼灼術で起こりやすい術後の愁訴である。時間の経過とともに和らぐ傾向にあり，あまり心配はない。心配が要らないことを患者に伝えることが大切である。

⑥神経損傷

焼灼の影響が伏在静脈周囲の神経に及んだ場合，伏在神経の鈍麻や過敏反応をもたらすことがある。半永久的となることもあるので，ときにトラブルの原因となり注意を要する。回避手段を表 3-5 に示す。それでも，瘤切除の小さい傷で神経損傷が起こる場合もある。

表 3-5 神経損傷回避手段

神　経	損傷回避方法
伏在神経	下腿 1/2 以下の大伏在静脈は焼灼しない．それ以下は硬化療法を推奨
脛骨神経	膝窩部のしわより高位の小伏在静脈は焼灼しない．
腓腹神経	下腿 1/2 以下の小伏在静脈は焼灼しない．
総腓骨神経	下腿外側の瘤切除や焼灼はしない．Giacomini 静脈は焼灼しない．

　神経過敏の場合には局所麻酔薬および副腎皮質ホルモンの局注が試されているが，明らかな効果は見込めない。内服治療としては，プレガバリンを試してみるのがよい。必ずしも効果があるとは言えないが，私験では，25mg から開始して漸増し，150mg 程度で効果がみられた例がある。

　神経障害に伴う不快感は，多くの場合は時間の経過とともに徐々に軽快するが，1 年経ってもまったく変わらない場合もある。精神症状が加わって次第に神経過敏が悪化する場合も稀にあると言われ，トラブルを招くことも考えられる。不必要な下腿への焼灼は慎み，予防に心がけることが重要である。

　神経障害の可能性については説明書に記載して，術前にあらかじめ説明する必要があるが，深部静脈血栓と同様，過度な説明は恐怖心をあおるばかりなので配慮も必要である。神経障害が起こった場合には，丁寧な説明により精神症状を和らげ，適切な処方により神経症状の悪化を防ぐ必要がある。

⑦**EHIT（endovenous heat-induced thrombus）**

　焼灼された伏在静脈から中枢側に延びて SFJ 付近に存在する血栓形成を EHIT と呼ぶ。下記のように分類されている（図 3-51）。

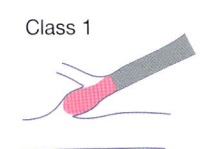

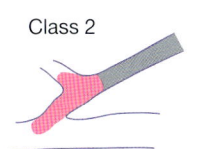

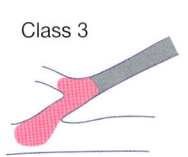

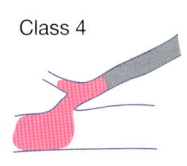

図 3-51　EHIT
　Class 1　伏在静脈内におさまっているもの（図 3-52）
　Class 2　深部静脈に突出しているが内腔の 50%以下に留まるもの（図 3-53）
　Class 3　50%以上 100%未満に及ぶもの．一定期間抗凝固剤の服用が望ましい．
　Class 4　深部静脈を完全に閉塞させているもの．本格的な抗血栓療法が必要．
Class 3 以上は抗血栓療法の対象となる．適応と手術手技の基本を遵守すれば，さほど恐れるべき合併症ではない．

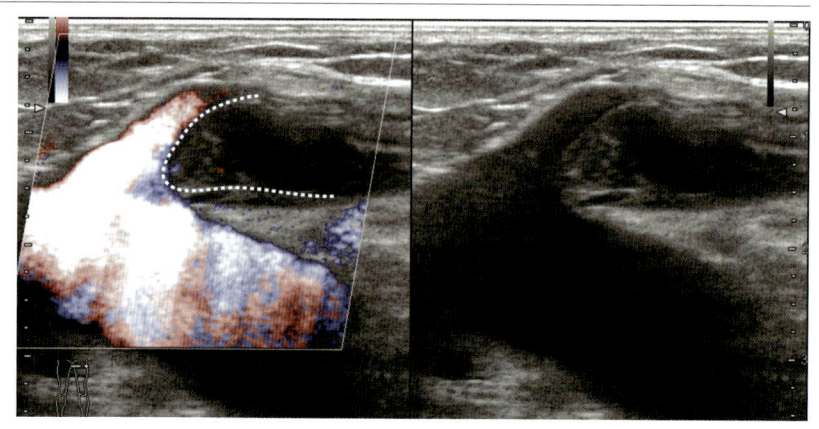

図 3-52　EHIT1
血栓が大伏在静脈内に留まっている.

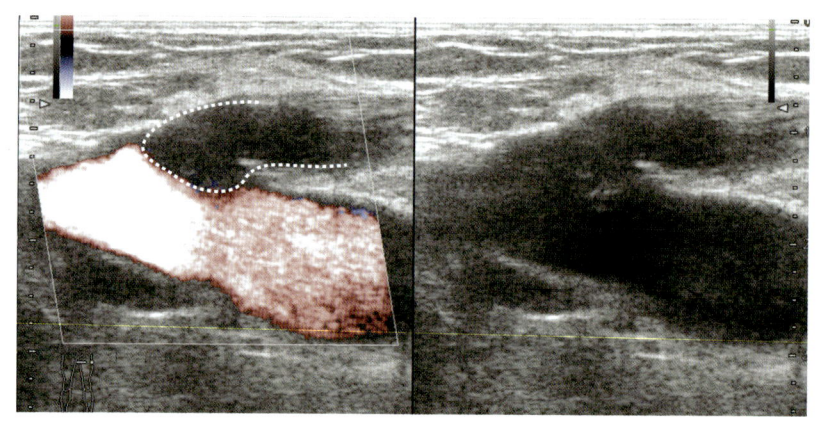

図 3-54　EHIT2
血栓が大腿静脈にはみ出している.

⑧深部静脈血栓症と肺血栓塞栓症

　IUP（International Union of Phlebology）のガイドラインには＜0.1％と記載されている稀な合併症であるが，一旦起こると致死的になりかねず，予防することが最も重要である。禁忌とされている項目を遵守し，血栓症の起こりやすい状況下での血管内焼灼術は避ける必要がある。特に深部静脈血栓症の既往，血栓症の合併症のある疾患や内服薬などには注意が必要である。

　血管内焼灼術では，術後血栓予防を目的として全例に抗血栓療法を行うことは推奨されていない。しかし，深部静脈血栓症の高リスク患者にやむを得

表 3-7　術後深部静脈血栓症の予防への配慮

1. 術前，問診などにより禁忌とされている項目（薬剤）を遵守する．
2. 術後は過度に安静にしないことを説明する．腰椎麻酔はしない．
3. 術後に下腿のマッサージを行う．
4. 肥満などのリスクファクター患者には特に注意する．
5. High risk 症例には低分子ヘパリン，Xa 阻害剤などの予防措置を考慮する．

ず手術を行う場合には，低分子ヘパリン（クレキサン 2000U），Xa 阻害薬（アリクストラ 2.5mg，リクシアナ 30mg）などの予防措置を施すのがよいと考える．ただし，整形外科，腹部外科では正式に high risk 症例に対する予防投与が認められているが，血管内焼灼術には保険で認められていない．

深部静脈血栓症と肺血栓塞栓症は致死的になりうる合併症であるから，絶対に起こさないという徹底した配慮が必要である（表 3-7）．

筆者らは手術中に静脈麻酔を行っているため，手術直後は少し眠気が残る場合がある．すぐに歩行できないのを補うため，市販の機器で下腿をマッサージしている（図 3-54）．30 分程度休めば安全に歩行できるので，その後は積極的に歩いてもらっている．

ただ，どれほど深部静脈血栓症の予防に配慮していても，現実に起こった場合を想定しておく必要がある．従来は，未分画ヘパリンの持続投与とワルファリン投与が第一選択であったが，現在は，深部静脈血栓症の治療薬として Xa 阻害剤の皮下注（アリクストラ 5〜7.5mg）が認められている．また，高度な治療が必要な場合を想定した緊急入院手順の確認あるいは緊急搬送先との連携確保など，日頃から備えておく必要がある．

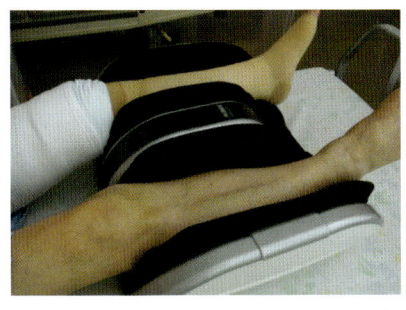

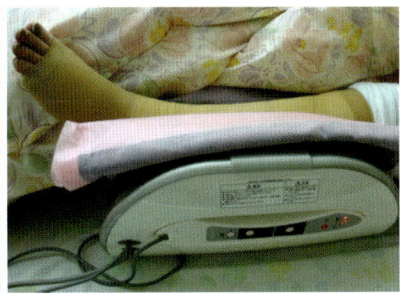

図 3-54　術後に行う下腿のマッサージ
市販マッサージ器の利用も効果的である．

3. 血管内治療時代のストリッピング術

前述したように，平均的な径 10mm 以上の伏在静脈本幹，SFJ，SPJ 直下の大きな嚢状瘤を持つ場合，皮下のごく近くを走る伏在静脈などでは，ストリッピング術が選択される。従来の教科書では，ストリッピング術の手順として下記のような記載が多い。

1. そけい部の切開，SFJ の処理（高位結紮）
2. ストリッピングの末梢側の露出
3. ストリッパーの挿入
4. TLA 注入（Blind 法）
5. 抜去

本書では，血管内治療時代のストリッピング術として，以下のような手順と方法を提唱する。

1. ストリッピングの**末梢側**の露出：超音波により伏在静脈を確認して皮膚切開。末梢端の結紮切離。
2. ストリッパーの挿入（中枢に向けて）
3. 超音波による SFJ の確認，ストリッパーの触診，そけい部の切開，SFJ の処理（高位結紮）
4. **TLA 注入（超音波下）**
5. 抜去

重要なのは，血管内治療と同様，**術野に超音波プローブがあること**である。利点として下記のものがあげられる。

1. 皮膚切開の直前に超音波で確認でき，傷が小さく確実に施行できる。
2. 確実な TLA 麻酔により抜去が容易で血管がちぎれにくい。痛みが少なく体動も少ない。
3. 血管内治療と手順が同じなので，手術室のレイアウトや準備など手術の準備が統一できる（術式の急な変更にも容易に対応できる）。
4. 血管内治療を考慮中の施設にあっては，超音波下 TLA のトレーニングになり，血管内治療の導入がスムーズになる。

以下，図で追いながら具体的な手順を示す。

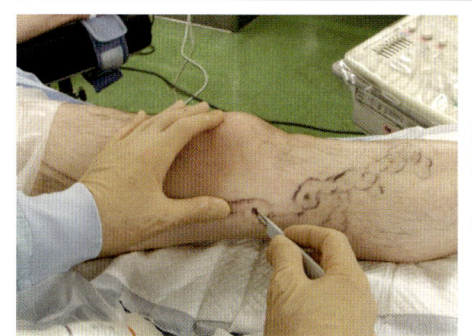

図 3-55　直前に超音波で確認して皮膚切開
膝下で伏在静脈を確保する．皮膚切開の直前に超音波で位置を確認する．体位が変わると術前マーキングの位置がずれやすい．

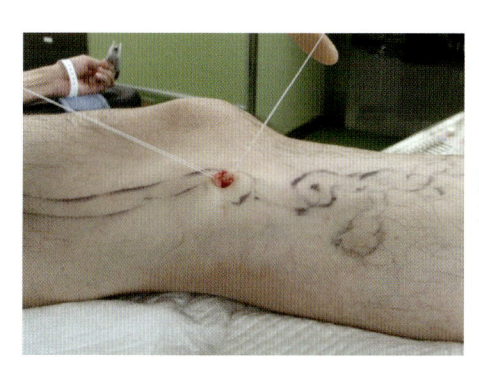

図 3-56　膝部分で伏在静脈を確保
ストリッパーを中枢に向けて挿入する．

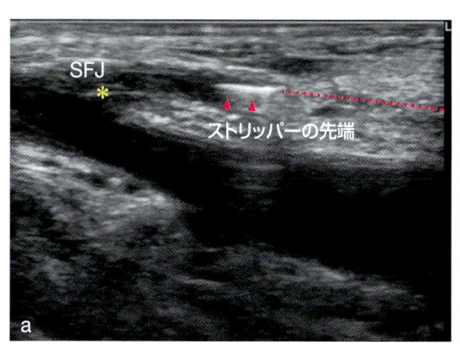

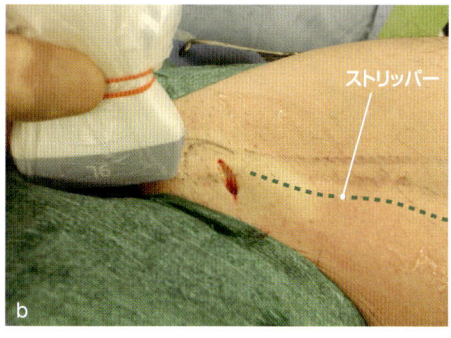

図 3-57　そけい部の切開
ストリッパーを中枢で触れ，超音波で SFJ との距離を確認（a）してから，皮膚切開（b）する．

3. 治療の実際

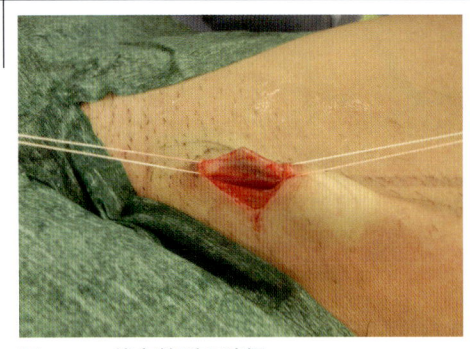

図 3-58　伏在静脈を確保

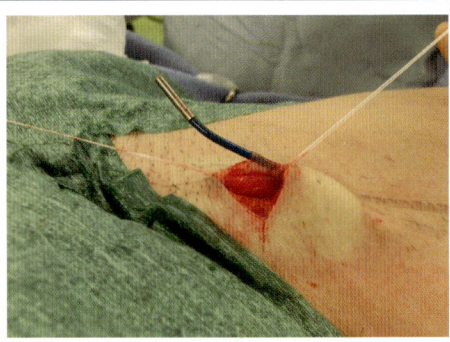

図 3-59　結紮切離しストリッパーを引き出す

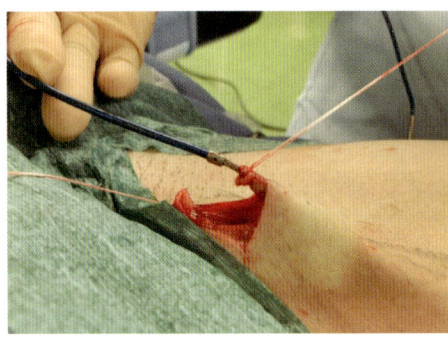

図 3-60　内翻用ストリッパーに静脈を結紮

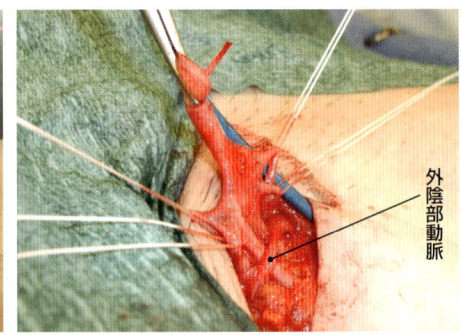

図 3-61　高位結紮
SFJ 付近の枝を結紮し，高位結紮を行う．外陰部動脈は細くても後出血の原因となるので注意する．

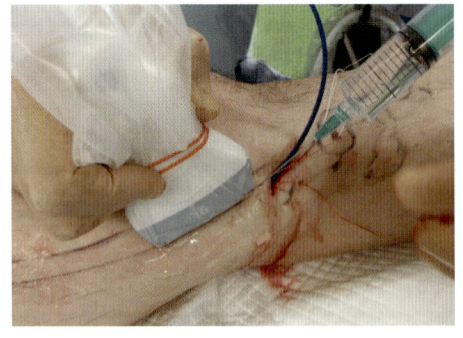

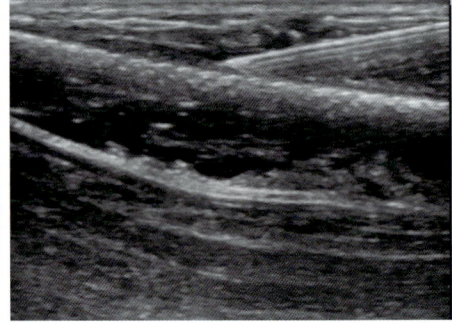

図 3-62　TLA 注入
血管内焼灼術と同様，超音波ガイド下に 1cm あたり 10mL 程度の TLA を充填する．血管内焼灼術を考慮中の施設では，トレーニングとして最適な手技である．

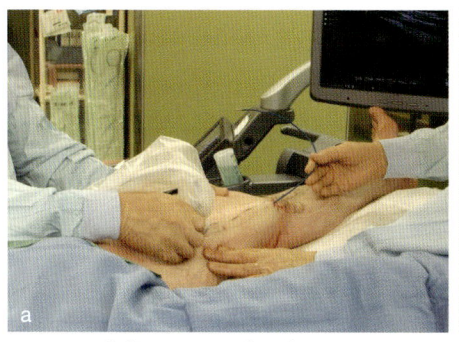

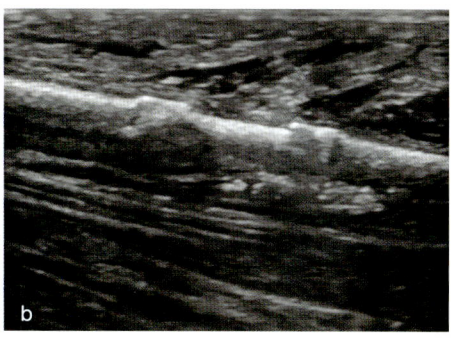

図 3-63　内翻ストリッピング
適切な TLA により，ストリッピングがスムーズで，血管がちぎれにくい（b：結び目の超音波長軸像）．

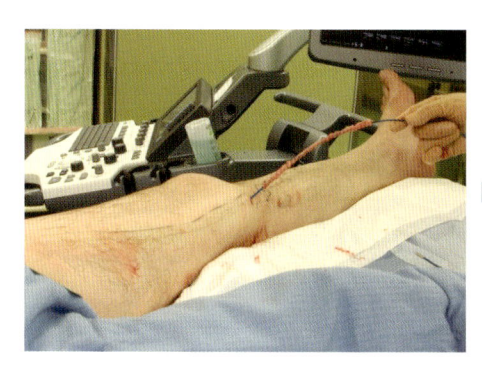

図 3-64　ストリッピング完了

4. 瘤切除術の基本とコツ[文献4]

　　　　伏在静脈をストリッピングあるいは血管内焼灼した後，枝の大きな瘤は stab avulsion technique による切除が有用である．適切な瘤切除は患者の満足度を高めるのでぜひ習熟したい手技である．特に主訴となっている瘤は切除しておきたいところである．ただし，**過度な瘤切除（特に下腿の伏在静脈周辺）は皮膚のしびれ感などの神経症状を誘発することがあるので，深追いは禁物である**（図 3-65）．適度なところで止めて，後日硬化療法の併用を考えるのが賢明である．

　　　　瘤切除のためには，術前に立位または座位でマーキングを行う．瘤を触知し，皮膚と瘤が近い部位にあらかじめ点状のマークをつけておく．瘤のマーキングがないと手術中に切除すべき瘤を判断するのは不可能である．

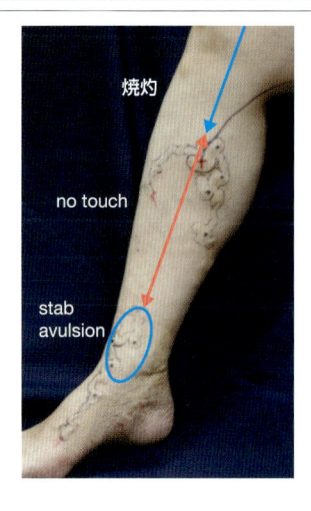

図 3-65 瘤切除の範囲
GSV 全長にわたって逆流がみられる静脈瘤では，膝下 10cm より上は焼灼，足関節，足背付近は stab avulsion で切除可能であるが，膝下の大伏在静脈は焼灼もストリッピングもしない方がよい．
この部分の GSV の逆流残存は，静脈機能にはあまり影響しない[文献 6,9]．

図 3-66 TLA の範囲
青のラインの範囲では不十分である．瘤の周辺（赤のライン）まで大きく十分量の TLA を行う．

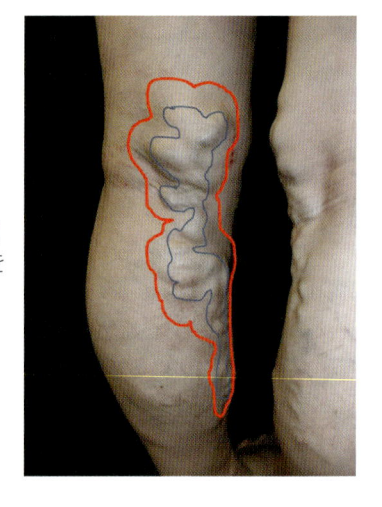

　瘤切除は，切除しようとする瘤の周囲に十分な TLA を行うことから始まる．**TLA を十分に行うことがこの手術の鍵である**（図 3-66）．一つの皮膚切開部に 10mL 以上が目安となる．これにより，瘤が周囲組織から剥離された状態となり，①広範な瘤切除が可能になり，②切除後の出血も軽減できる．

a) Varady hook

　瘤切除では，11 番のメスで突き刺して 2mm の皮膚切開を行う（皮膚を「切る」のではなく，メスを「突き刺す」イメージである）．この時，TLA が静脈瘤と皮膚の間に十分注入されていればほとんど出血はない（出血原因のほ

3. 治療の実際　95

図 3-67　Varady hook
片方の端がフック（鉤状），もう一方の端がヘラ状になっている．

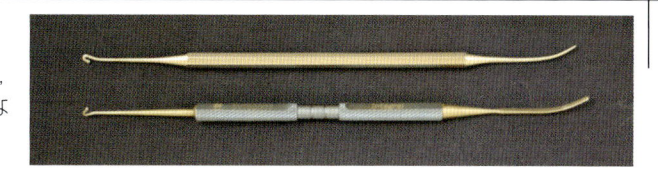

とんどは不適切な TLA による）。瘤を小さな切開創から引っ張り出す際は Varady hook がしばしば用いられる（図 3-67）。フック（鉤）の対側のヘラ状の部分で静脈を十分に剥離してから，フックに静脈を引っ掛けて吊り上げる。フックの先端が鈍であり，静脈瘤を切ることなく吊り上げやすいのが特徴である。切開創の中にモスキート鉗子を突っ込むのではなく，静脈瘤を創外まで吊り上げてからモスキート鉗子で把持し，じっくりと手繰り寄せるイメージで静脈瘤を切除する。

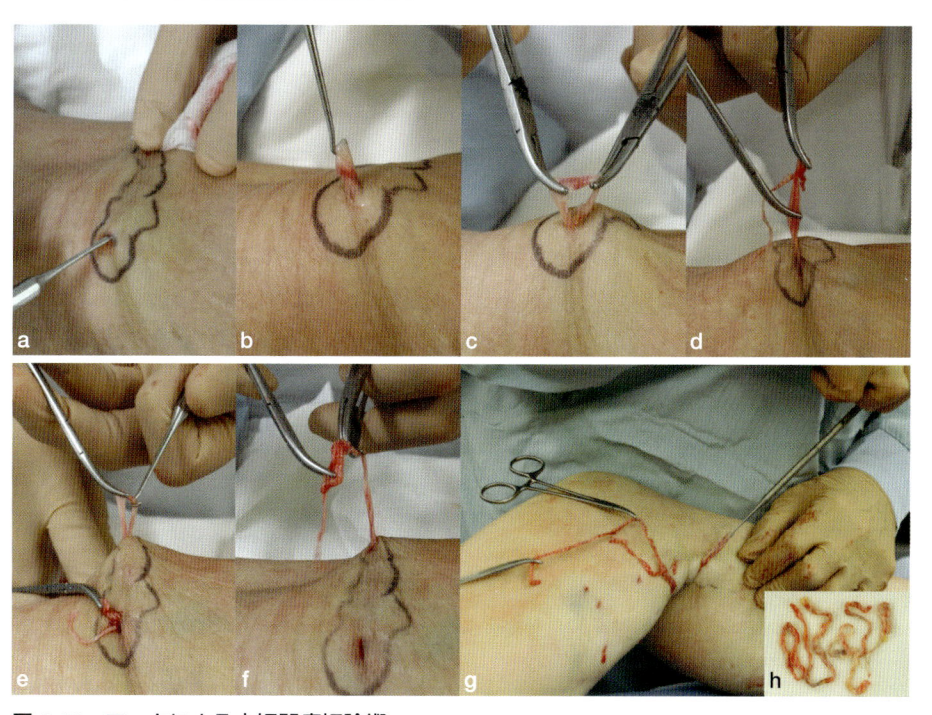

図 3-68　フックによる小切開瘤切除術
a：十分な TLA 後，剥離開始，b：フックで創外に吊り上げる
c：モスキート鉗子で把持，d：ゆっくり引張る
e：隣の創の剥離に移る，f：隣の創から摘出．静脈結紮は不要
g：可及的に瘤切除，h：摘出した静脈瘤

皮膚切開からの距離を十分にとって静脈瘤を断裂させると出血を少なくできる。切開創近くで静脈瘤がちぎれた場合，少量なら圧迫止血が容易だが，出血量が多い場合は下肢を45度程度挙上すると止血できる。静脈瘤の断端を結紮する必要はない。結紮せず，ゆっくり手繰るように静脈瘤を引くと，思いのほか広範囲の切除が可能である。

切除に困難をきたす原因には，以下のような理由が考えられる。

1. TLAが不十分（静脈瘤の周囲をTLAだけで剥離するイメージで十分に注入する）。
2. Varady hookのへら側で行う静脈剥離が不十分。
3. 静脈瘤を引く力が強すぎる。

皮膚が硬化していたり，炎症を起こしたりしていると，小さな切開創では瘤切除が困難な場合もある。こうしたケースでは，十分な瘤切除に必要なだけ切開を大きくすることもあるが，硬化療法の適用も検討する（図3-69）。

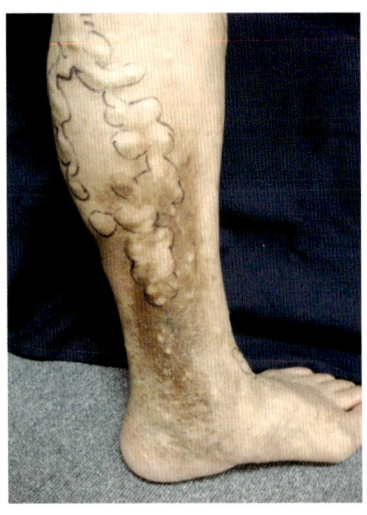

図3-69　皮膚硬化の部分の瘤切除
本症例のように，皮膚が硬化している部分では瘤切除が困難なことが多い．
取りにくい範囲は硬化療法（1%Foam）が奏効する．

このようにVarady hookを用いた瘤切除はstab avulsion techniqueと呼ばれ，整容性に優れた必須の手技である（図3-70，-71）。

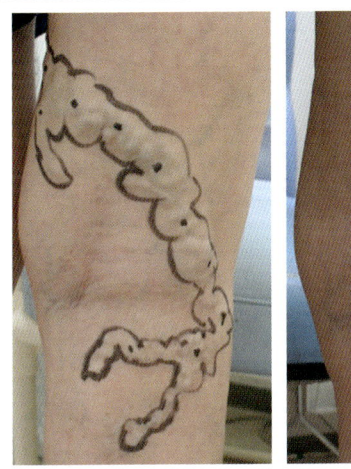

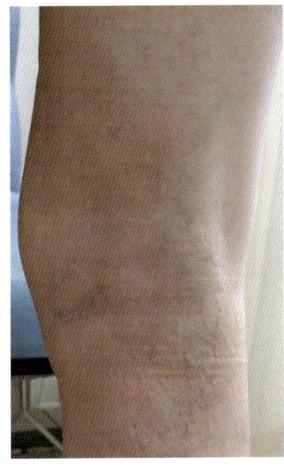

図 3-70　stab avulsion technique
きわめて小さな切開創から瘤切除が可能である．整容性に優れ，女性患者には必須の手技と言える．

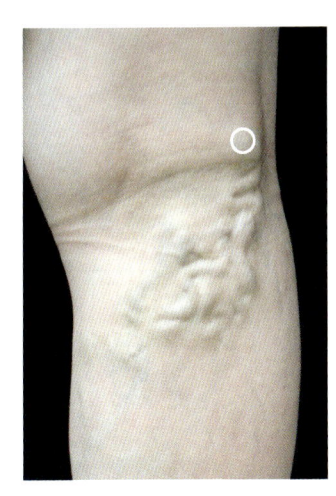

図 3-71　膝窩部の静脈瘤
○の部分に膝窩静脈に直接つながる穿通枝があり，それを結紮した後，以下の静脈瘤は stab avulsion で切除できる．摘出が不十分な場合は，後日硬化療法も可能である．

b）浅い大伏在静脈に対する stab avulsion technique

　大腿部の伏在静脈が皮膚直下の浅い部分を走る症例では，血管内焼灼術と部分的ストリッピングのハイブリッドの治療が可能となる。すなわち，浅い部分の伏在静脈はストリッパーを通さず stab avulsion technique で切除する。
　以下，図を追って解説する。

3. 治療の実際

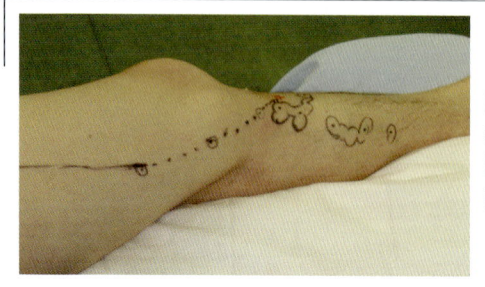

図 3-72 マーキング
saphenous compartment の中にある伏在静脈（実線）と外にある伏在静脈（破線：大腿部の下部）.

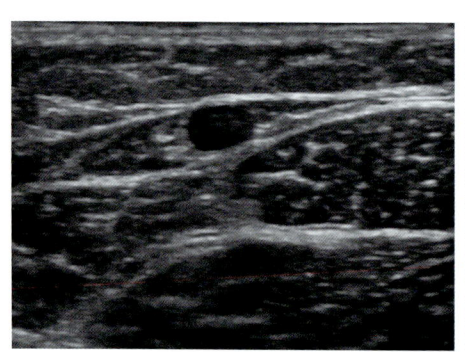

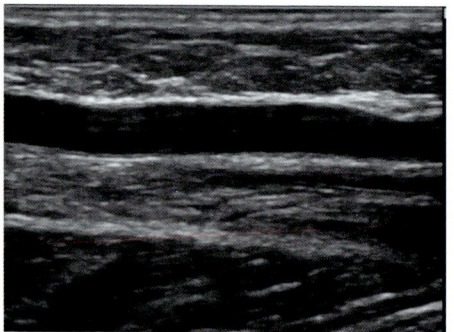

図 3-73 saphenous compartment の中にある伏在静脈
a：いわゆる"saphenous eye"を形成している．この範囲は血管内焼灼術とする．
b：saphenous compartment の中にある伏在静脈は皮膚から十分な距離がある．

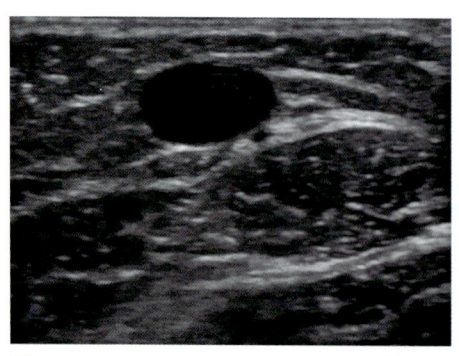

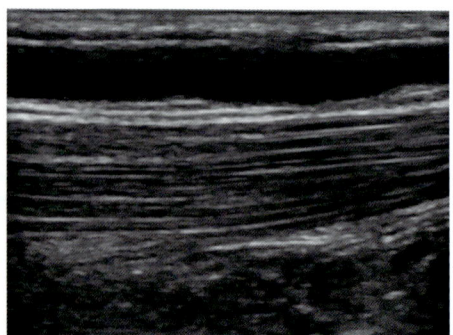

図 3-74 saphenous compartment の外にある太い静脈
a：太い血管の傍にあるきわめて細い静脈が解剖学的な伏在静脈である．
b：saphenous compartment の外にある静脈は皮膚に近い．

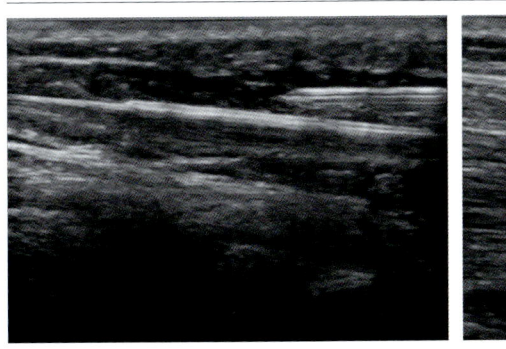

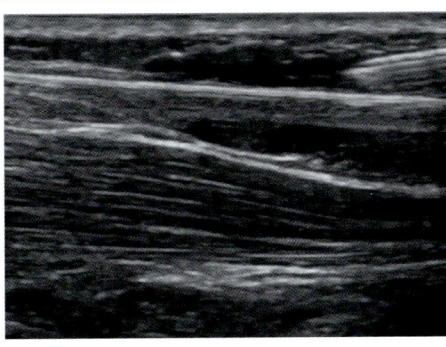

図 3-75　TLA 注入
皮膚と静脈が近い場合，皮膚と静脈の間に十分な TLA を注入する．

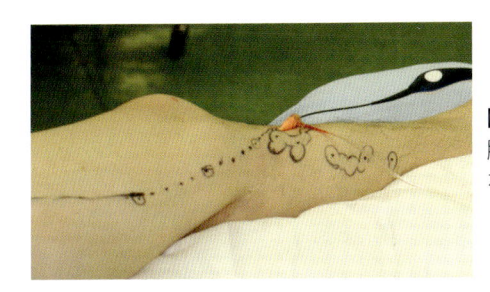

図 3-76　カテーテル挿入
膝の下からアプローチして高周波カテーテルを SFJ まで挿入する．

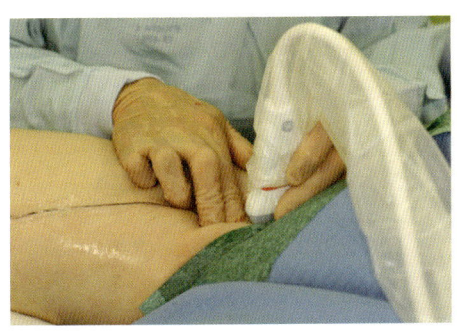

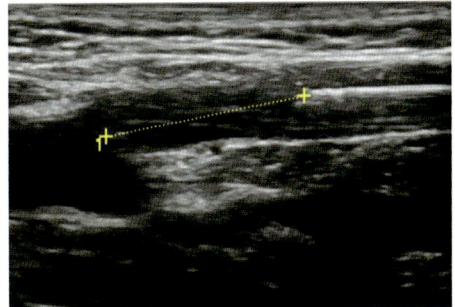

図 3-77　焼灼
SFJ の 2cm 末梢から開始し，saphenous compartment の中にある伏在静脈を焼灼する．

3. 治療の実際

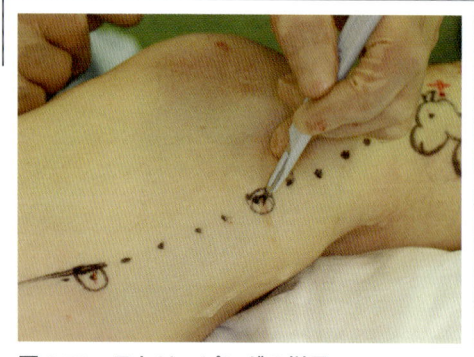

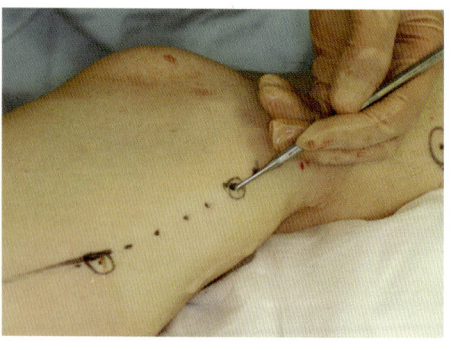

図 3-78　ストリッピングの併用
大腿下部の伏在静脈は stab avulsion で部分的に限局性のストリッピングを行う．浅い伏在静脈ではすでに十分な TLA が注入されており，容易に stab avulsion が可能である．

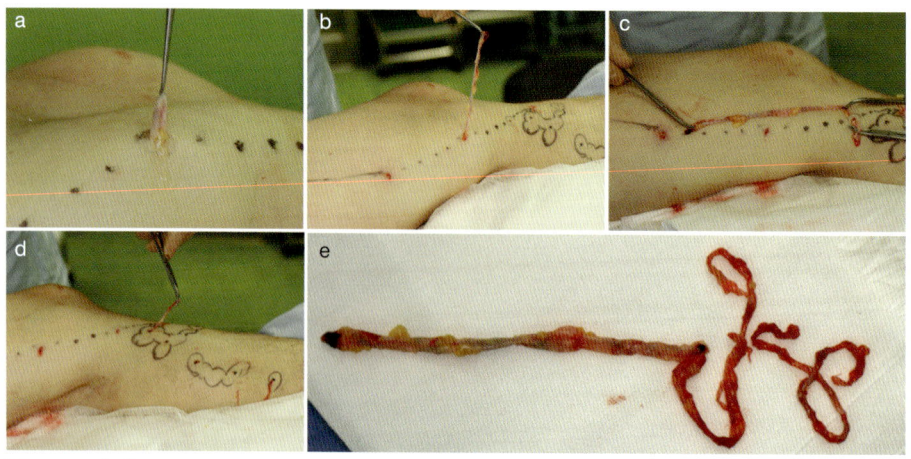

図 3-79　切除
切除した静脈は，大腿部の浅い伏在静脈と下腿の瘤である．

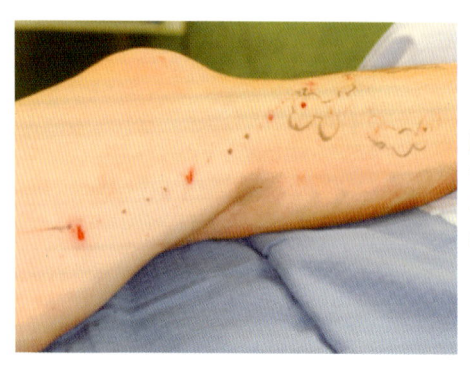

図 3-80　完了
切開創は小さく，整容性にも優れた手術である．血管内焼灼術の欠点である術後の大腿部の色素沈着やつっぱり感も回避できる．

5. 硬化療法

　　硬化療法は静脈瘤の治療には欠かせない治療法である。付加的に用いられることが多い本法であるが，この治療法を熟知することで治療に深みが加わる。硬化療法を単に美容的な満足度を上げるだけだと敬遠する医師もいるが，硬化療法を上手に駆使すると非常に効果的な治療ができることがある。したがって，その適応を熟知することが望ましい。

a) 適 応

1. 伏在静脈手術後の3～4mm以下の残存静脈瘤には第一選択
2. 伏在静脈に逆流を認めないか，あっても3～4mm以下の分枝静脈瘤
3. 再発症例にも有用（図3-81）
4. 陰部静脈瘤，内腸骨静脈系（大腿内側や後面）には極めて有効
5. 網の目状（reticular type），蜘蛛の巣状（web type）

b) 禁 忌

1. 硬化剤へのアレルギー
2. 心房中隔欠損症，心室中隔欠損症
3. 凝固系亢進状態，ステロイドなど血栓症の危険のある薬物の内服中
4. 妊娠中
5. 高度な全身疾患，歩行困難など

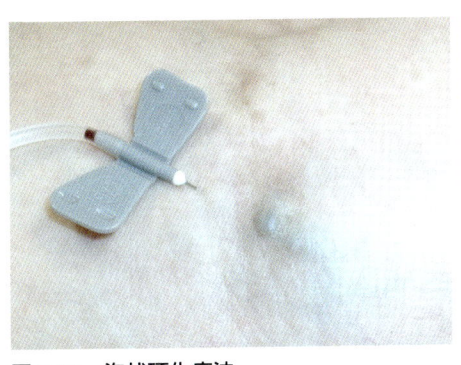

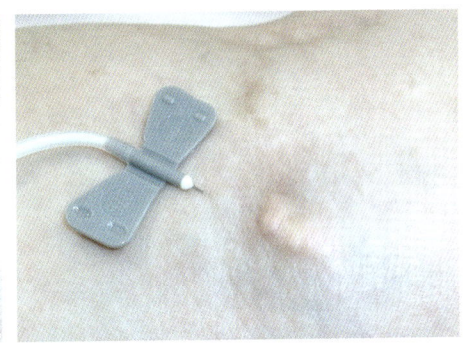

図 3-81　泡状硬化療法
膝窩部の再発症例に対する硬化療法．この部位は特に再発しやすく，しかも手術困難な場合も少なくない．硬化療法のよい適応である（1%泡状硬化剤）．

c）硬化剤の選択

泡状の硬化剤は液体よりも明らかに効き目が強いと言われている。
1. 硬化剤が高濃度のまま静脈壁に接触する。
2. 硬化剤の表面積が大きく、静脈壁と接触する面積が大きい。
3. 静脈壁に小さな泡状の硬化剤が付着し、流されにくい。
4. 硬化剤の静脈収縮作用により、静脈の中の血液が排除されやすい。

静脈の太さによって、硬化剤の種類と濃度を変えることが推奨される。比較的太い瘤は23G針でも刺せるが、細くなると25～27G針の方が推奨される。通常は0.5%の泡状を用いることが多いのだが、網の目状では0.33%、蜘蛛の巣状では液状の硬化剤が推奨されている。0.33%の硬化剤は0.5% 2mLに蒸留水1mLを加えて作製する。

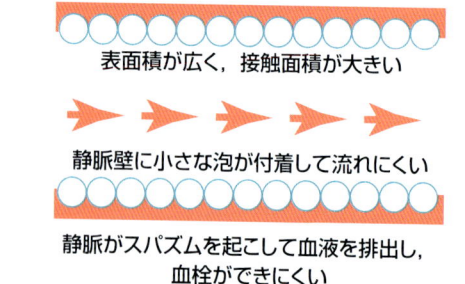

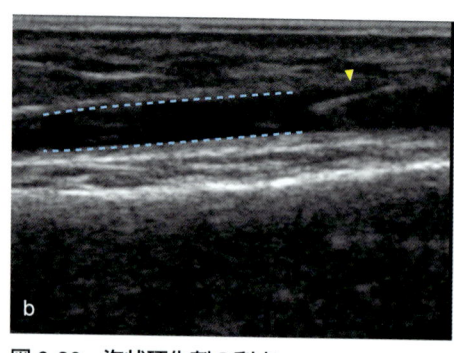

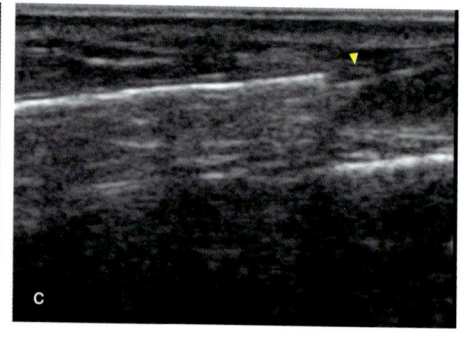

図 3-82 泡状硬化剤の利点
a：硬化療法の模式図
b：静脈に穿刺し、下腿GSV本幹（青点線）に対して硬化療法を試みる（▼：穿刺針）．
c：硬化剤注入によりスパズムを起こして静脈が見えなくなった（▼：穿刺針）．

3. 治療の実際

表 3-8 推奨される硬化剤の種類と濃度

静脈瘤	硬化剤	使用針
伏在静脈の手術後の残存静脈瘤	0.5〜1.0%の泡状（Foam）	23〜27G 翼状針
比較的細い分枝静脈瘤	0.5%の泡状（Foam）	25〜27G 翼状針
再発症例，特に膝窩部	0.5〜1.0%の泡状（Foam）	23〜27G 翼状針
陰部静脈瘤，内腸骨静脈系	0.5%の泡状（Foam）	25〜27G 翼状針
網の目状	0.33〜0.5%の泡状（Foam）	27G 翼状針
蜘蛛の巣状	0.33〜0.5%の液状（Liquid）	30G 針
先天性静脈瘤	1〜3%の泡状（Foam）	23〜27G 翼状針
不全穿通枝	1〜3%の泡状（Foam）	21〜22G 針

d) 泡の作製方法

ポリドカスクレロール 1A（2mL）に空気 6mL を用いて Tessari 法で行う。1999 年，Tessari により発表された簡便な方法で，2 本の注射器と三方活栓を用いて硬化剤と空気を 20 往復させて作製する。細かくて長時間安定した Foam が作製できる。なお，使用する気体は二酸化炭素の方が空気塞栓の合併症予防に有効とされている。

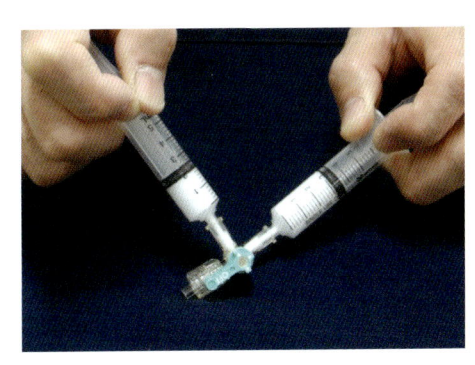

図 3-83 Tessari 法
ポリドカスクレロール 2mL と空気（または CO_2）6mL を三方活栓でつなぎ，圧縮をかけながらシリンジを 10〜20 回往復させる．

e) 手　順

臥位で行う。静脈穿刺は逆 Trendelenburg 体位が容易であるが，泡状硬化剤の注入に際しては，硬化剤が長く静脈瘤に留まりかつ，空気塞栓症状を予防する目的で，Trendelenburg 体位で行うことが望ましい。しかし，現実的には水平位ですべてを行っても差し支えない。各セクションに 0.5mL 程度注入して静脈瘤に行き渡ったら，氷で冷やした後，弾性包帯，弾性ストッキングで圧迫固定を行う。翌日まで圧迫を続け，その後 1 カ月は弾性ストッキングを着用するよう勧める。治療が終了したら，よく歩くように指示する。

f）合併症

泡状硬化剤の合併症には下記のものがある。

1. アレルギー反応
2. 皮膚壊死
3. 深部静脈血栓症，肺血栓症
4. 空咳，一過性の視野狭窄，胸部圧迫感，精神錯乱など
5. 血栓性静脈炎，色素沈着
6. 圧迫に伴う合併症

血栓塞栓症を回避するため，泡状硬化剤の使用量は10mL以下に留めることがきわめて重要である。また，治療後はよく歩行するよう説明する。空咳，一過性の視野狭窄などは泡状硬化剤に特有の合併症であるが，一過性のものであり，特別な治療は不要と言われている。

卵円孔開存があると，咳をした時にごくわずかな右→左シャントが起こり，一過性の脳症状が出ることがあるとされている。治療の後，下肢を5〜10分挙上することで軽減できると言われている。事前に心房中隔欠損，心室中隔欠損などが判明している場合には，硬化療法は禁忌である。

術後の血栓が大きいと痛みが強い場合がある。したがって，血栓を造らないように術後の圧迫療法（弾性包帯・弾性ストッキング着用）は重要である。血栓が多いと色素沈着も起きやすく（図3-84），残りやすいので，術後1週間から4週間目に穿刺して血栓を排出するのが有用である。21〜18Gの注射針を用いて血栓を穿刺し，用手的に圧迫して血栓を排出する（図3-85）。

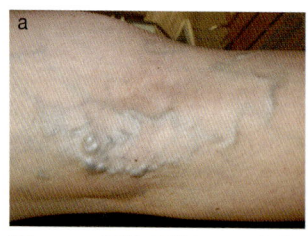

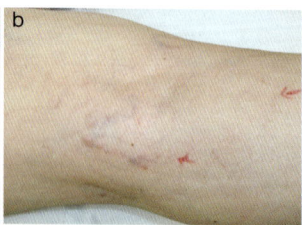

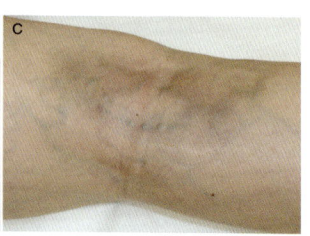

図3-84　硬化療法による血栓形成と色素沈着
a： 硬化療法前
b： 泡状硬化剤（0.5%）5mL注入直後．
　　泡の注入と静脈のスパズムでほとんど静脈瘤が消えたように見える．
c： 硬化剤注入1週間後．静脈瘤は血栓化して閉塞し，皮膚が黒ずんで見える．
　　このままでは色素沈着が強くなる可能性が高い．

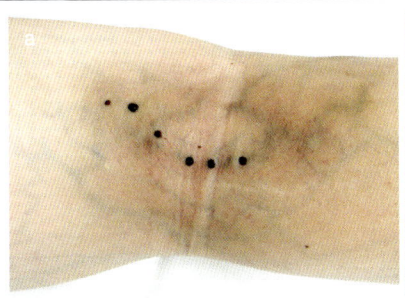

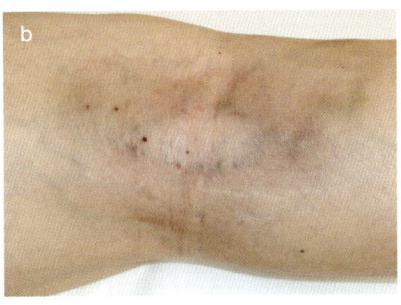

図 3-85　用手圧迫による血栓除去
a：18G 注射針による穿刺，b：用手圧迫により血栓を排出

　硬化療法後に血栓を絞り出す方法は，**手間をかけただけ色素沈着の少ない満足度の高い治療**となる。しかし，圧迫する時に強い痛みを伴うので，血栓絞り出しが色素沈着の予防に効果的であることを，患者によく理解してもらう必要があろう。

g）腸骨静脈系（陰部静脈瘤）に対する硬化療法

　卵巣静脈系から陰部静脈，さらに大腿内側から大腿部背側に回る静脈瘤は，治療に難渋すると思われがちだが，実際には硬化療法が非常に簡単で効果的である。長年悩まされてきた生理に伴う陰部静脈瘤や性交痛が，1回の硬化療法で解決することは稀ではない。硬化剤は 0.5％の泡状（Foam）ポリドカスクレロールを用いる。圧迫療法が難しいので，ガードルなどのきつめの下着やスポンジなどの枕子で圧迫するとよい。

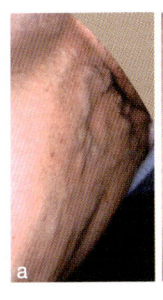

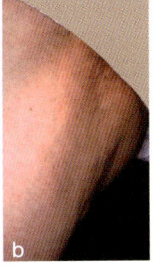

図 3-86　大腿部内側にみられる陰部静脈瘤
a：治療前，b：治療後
硬化療法がきわめて有用である．

h）不全穿通枝に対する切離術と硬化療法

　不全穿通枝に対する術式では，古くは筋膜を切開して筋膜下で切離するLinton手術が根治手術として紹介されているが，侵襲が大きく，弱い皮膚に切開を入れることになるので，現在は行われていない。不全穿通枝の扱い方について，標準的な考え方と実情を下記にまとめる。

1. C2症例では処理しない。
2. 処理する場合，まずは瘤切除の要領で筋膜上から切離を試みる。
3. C4以上で皮膚変化の責任病変となっている症例では，硬化療法を試みる。
4. SEPS（内視鏡下筋膜下穿通枝切離術）に習熟した施設では，積極的に手術が試行されている。

①大腿部（Dodd）穿通枝

　ストリッピング術の場合は──1）超音波で穿通枝の位置を確認，2）大腿中央部あたりで皮膚切開，3）Dodd穿通枝を露出して結紮切離する──が常道と言えるが，そけい部から膝下までの単純なストリッピングの方が容易な場合も少なくない。これに倣い，血管内焼灼術では膝下からアプローチしてSFJに至り，伏在静脈を焼灼する。すなわち，Dodd穿通枝を意識せず，逆流のない上部のsaphenous veinもろとも焼灼する方法である。この場合，Dodd穿通枝は焼灼していないので後の血栓閉塞を待つことになる。

②下腿部（Cockett）穿通枝

　C4以上で明らかに皮膚変化の責任病変となっている症例では，何らかのアプローチを試みる。筆者らが行っているのは，穿通枝に連続している静脈瘤を小切開で露出し，手繰り寄せる形で最終的にCockett穿通枝を引き抜く方法である。

　術後に残存するCockett穿通枝の硬化療法は，超音波ガイド下で直接穿通枝を狙う方法が専門書でも紹介されているが，実際には困難な場合も多く，むしろ周辺の静脈瘤を穿刺して硬化剤を注入する方が容易である。この際にも超音波ガイドはきわめて有用である。

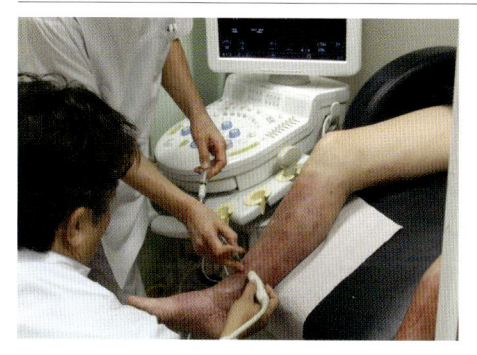

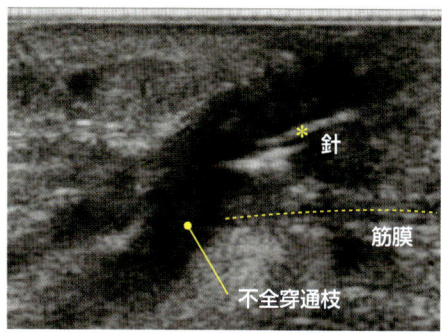

図 3-87　不全穿通枝に対する硬化療法

i) 先天性静脈瘤に対する硬化療法

　KTS（Klippel trenauney syndrome）などの先天性静脈瘤は治療できないことが多いが，条件さえ揃えばストリッピング，血管内焼灼術や硬化療法の適応となる場合もある。たとえば，深部静脈が開存していること，動静脈瘻の有無を検討した上で，表在の静脈に関して硬化療法が可能である。硬化材は1％もしくは3％で行う。しかし，成功率は決して高いものではない。患者にはその旨を説明し，場合によっては複数回チャレンジすることを想定する必要がある。術後の適切な圧迫療法が重要である。

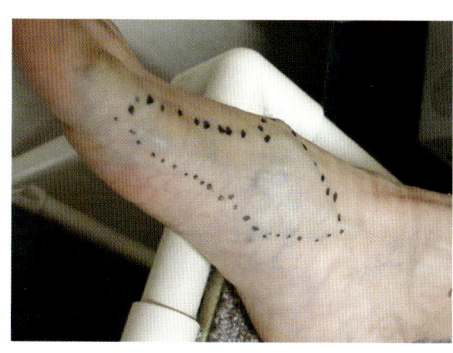

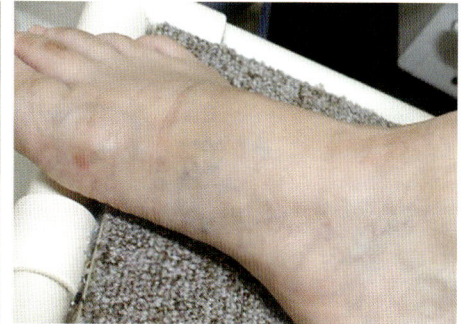

図 3-88　先天性静脈瘤に対する硬化療法例

■術後の圧迫療法とケア

 日帰りの手術では帰宅後の出血が患者に不安を与えることがあり，術後のドレッシングがとても重要である．また，術後の内出血をコントロールするため，圧迫圧には特に留意する必要がある．

 筆者らは，まず水疱のできやすい膝の部分をフィルムドレッシングで覆い，切開部位にガーゼをあて，下巻きを巻いて弾力包帯を巻き，30mmHg前後の圧迫圧のハイソックスタイプの弾性ストッキングを使用している（具体的には次章で詳述する）．

 翌日は必ず圧迫包帯をはずして創部を観察し，創はあらためてフィルムドレッシングで閉鎖する．1日の圧迫でも水疱を形成することは珍しくないので，注意が必要である．1週間後に来院するまで終日弾性ストッキングの着用を維持する．

圧迫療法と生活指導
治療の成否を決める術後ケア

A 術後の管理

　　　血管内治療，硬化療法，瘤切除の施術後は，圧迫療法を行うのが一般的である。ただ，圧迫療法の方法や期間は施設によってバリエーションが多く，どれが正しいということはない。筆者らが施術翌日まで行っている方法は，弾性包帯に弾性ストッキングを重ねる比較的強い圧での圧迫療法である。

　　　静脈瘤の治療施術後，圧迫療法をどのくらい継続するべきかは，現在も意見の分かれるところであろう。一般的には，術後1週間は弾性ストッキングの継続的着用，以後3週間〜1カ月は昼間だけの弾性ストッキング着用が推奨されている。ただし，そのエビデンスに明確なものはない。最新の血管内治療施術後は内出血や疼痛も少なく，焼灼された部位の血栓性静脈炎も少ないことから，大腿までの長い弾性ストッキングを1週間も連続的に着用する必要はないと考えられている。下腿の瘤切除を行った場合にはハイソックスタイプの弾性ストッキングを1週間程度着用するのが望ましいが，その後の圧迫療法の期間は今後短縮されていく可能性がある。

　　　また，1カ月を過ぎた頃に，患者から「このストッキングをいつまで穿いておくのがいいのでしょうか？」と訊かれることがたびたびある。筆者らはAPGのデータ（特にVFIの値）を参考に，術後VFIが3mL/sec以上あるよう

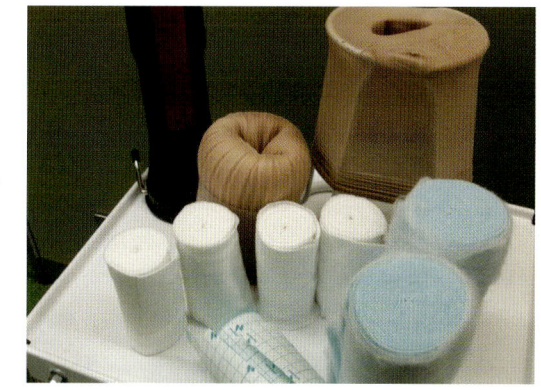

図4-1　術後のドレッシングに用いる用具，材料

4. 圧迫療法と生活指導

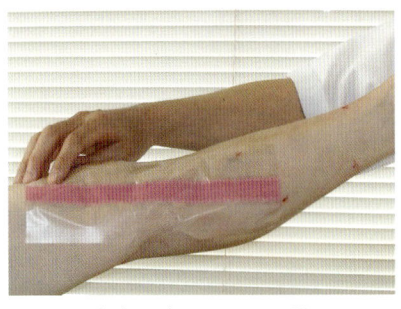

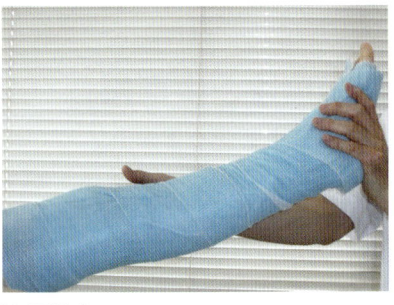

図 4-2 水疱予防のフィルムドレッシングと下巻き
強い圧迫療法をすると膝周辺に水疱を作りやすいので，フィルムドレッシングを行う．また，ギプス用の下巻きをして水疱形成の予防に努める．

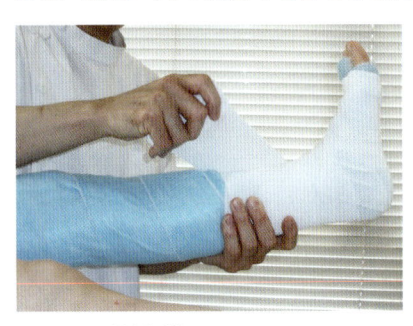

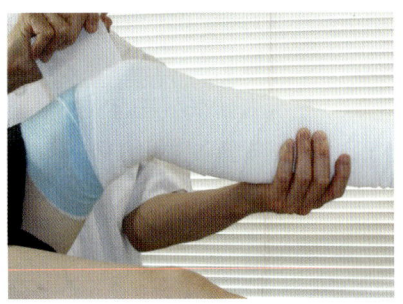

図 4-3 弾性包帯
まず，弾性包帯を巻く．

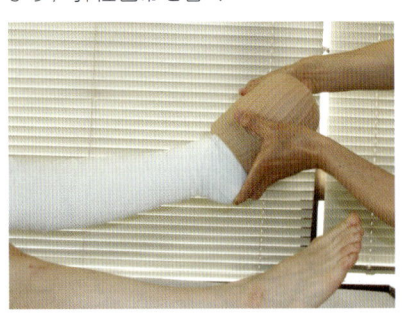

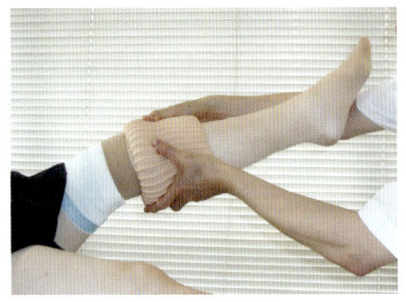

図 4-4 弾性ストッキング
ダッフンダナーを用いると弾性ストッキングの装着が容易である．

な場合は弾性ストッキングの継続的な着用を勧めている。正常値に戻っている場合，原則的には着用不要であることを説明するが，潰瘍のあった患者や，立ち仕事（美容師，調理師，飲食店など）に従事している場合には，継続的な弾性ストッキング着用を強く勧めている。

B 弾性ストッキングの効用 [文献 8,10]

　実際のところ，術後に静脈機能がほぼ正常化してからも弾性ストッキングを継続使用することは有用だろうか？　正常値でもやや高めを示す場合には効果があるものだろうか？

　このテーマを検討するため，志願者を募って（健常な看護師20名，年齢層は20～50歳各年代5名ずつ）に弾性ストッキングを穿いてもらい，静脈機能（VFI）を測定してみた。まず，年齢を40歳を境に2つのグループに分けると，図4-5aのようにVFIが有意に異なることがわかった。すなわち，VFI高値は「静脈の老化」を意味することが推察された。

　次に，VFIが弾性ストッキングによって是正されるかどうかを測定した。VFIが1.0mL/sec以上の対象者に弾性ストッキングを穿いてもらい，計測し直した（VFIの正常値は2.0mL/sec未満）ところ，ほぼ全員のVFIが低下した（図4-5b）。すなわち，静脈機能正常者でもVFIが比較的高めの値を示す場合，弾性ストッキングによってVFIがより低下することがわかった。施術後にVFIが術前より低下しても，まだ比較的高めを示す症例では，弾性ストッキングの着用が静脈機能を助けていることが推察された。

　この結果から，治療後もVFIが高く，うっ滞症状があれば，やはり弾性ストッキングの着用を勧める価値があると考えられた。特に，立ち仕事に従事する場合には，たとえVFIが正常値に復していても弾性ストッキングの着用が有用であろう。

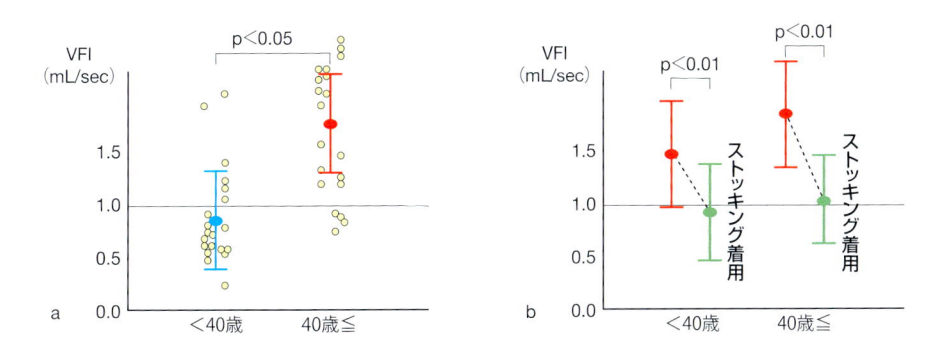

図4-5　健常者で測定した弾性ストッキングの効果
a：40歳未満と40歳以上の間で静脈機能を示すVFIの値に有意差を認めた．
b：VFI＞1mL/secの例では，弾性ストッキングの着用でVFIの低下がみられた．

立ち仕事や静脈瘤の素因のある人（遺伝や深部静脈不全など），および皮膚潰瘍の既往のある人に対して，弾性着衣の正しい着用を指導することは，再発予防には最も大切である。特に皮膚潰瘍の再発は職業やその生活様式などによって決まることが多く，再発を予防するためには，より根治的な手術（たとえば，SFJ における完全な枝の処理や下腿の不全穿通枝の根絶など）を目指すことよりも，術後の弾性ストッキングの正しい着用を指導することの方が重要であろう。**どんなに優れた手術をしても静脈瘤には完全手術というものがない**からである。むしろ，手術と術後の適切な圧迫療法の継続がセットになって皮膚潰瘍は根治できるのである。

C 弾性ストッキングの穿き方

弾性ストッキングを継続使用するためには，その着脱がスムーズに行えるように指導する必要がある。最近では，多くのスタッフが講習会に参加し，治療経験を積んで，弾性ストッキングコンダクターの資格を取得したうえで患者指導にあたっている（図 4-6）。

多くの患者は女性や高齢者であることが多いため，力ずくで弾性ストッキングを穿くのは困難であり，それにはさまざまな工夫が考案されている。

1. フットスリップ用いる方法
2. 弾性ストッキングを裏返しにして踵まで先に穿く方法
3. 手袋を用いる方法
4. 器具を用いる方法　など

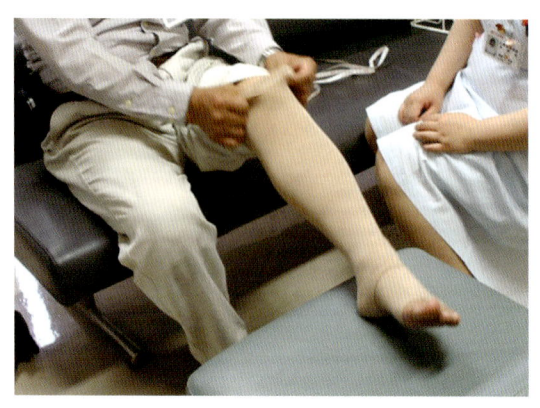

図 4-6　弾性ストッキングコンダクターによる患者指導

a) フットスリップを用いる方法（図 4-7）

つま先のない弾性ストッキングは，フットスリップを利用して穿くことができる。まず，フットスリップを足に着けることによって滑りがよくなり，弾性ストッキングを穿きやすくなる。弾性ストッキングを穿いてからフットスリップを取り去る。

フットスリップがない時には，普通のストッキングの先を適当な長さに切って代用することもできる。

① フットスリップを穿く
② その上に弾性ストッキングを穿く
③ フットスリップを爪先から引張る
④ そのままフットスリップを引き抜く
⑤ 着用完了

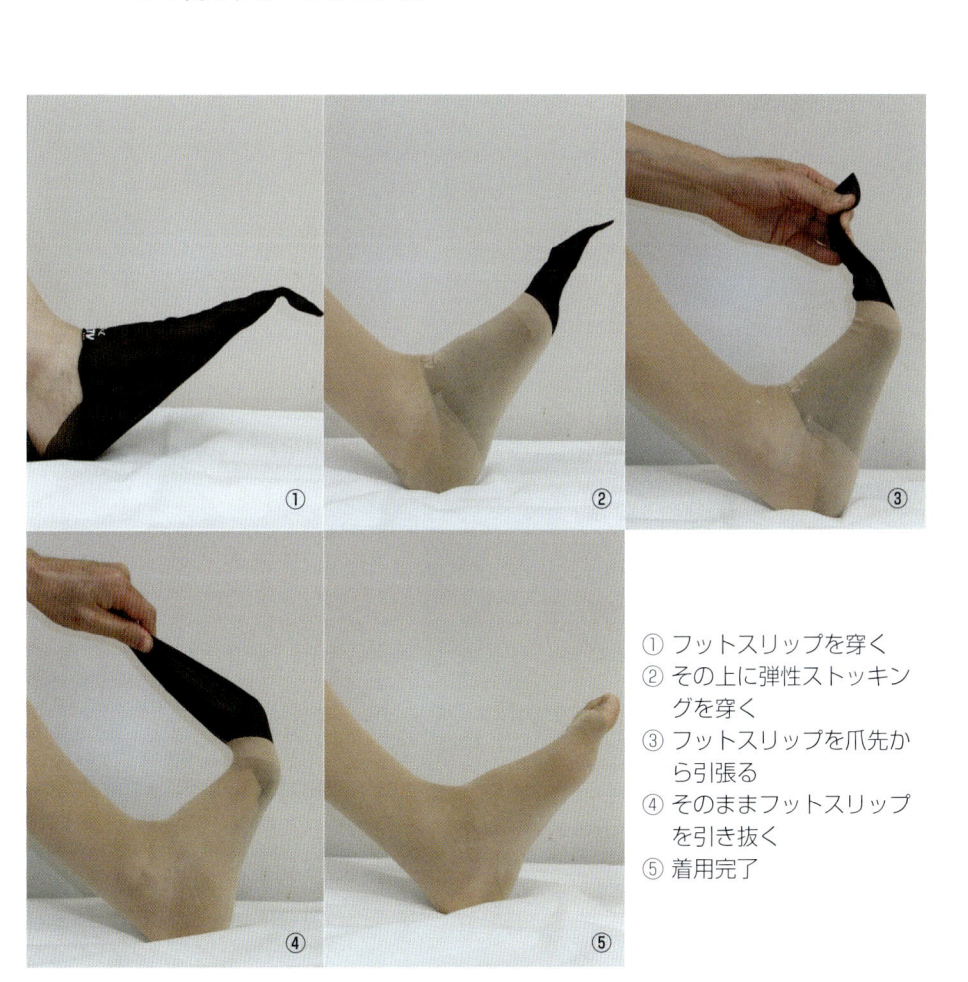

図 4-7　フットスリップを用いた弾性ストッキングの着用方法

4. 圧迫療法と生活指導

b) 弾性ストッキングを裏返しにして踵まで先に穿く方法（図 4-8）

　フットスリップがない時や，つま先のある弾性ストッキングでは，ストッキングを踵のところまで裏返して穿く方法が一般に推奨されている。弾性ストッキングは固いので，束にまとめると強すぎてうまく穿けない。踵のところまで裏返しにして，まずは踵まで穿くのがコツである。

① 手を入れて内側からストッキングの踵をつかむ
② 踵を引き出す（裏返し）
③ ストッキングの踵部分を広げて……
④ 足を入れる
⑤ そのまま，残りの部分を引きながら少しずつ表に返す

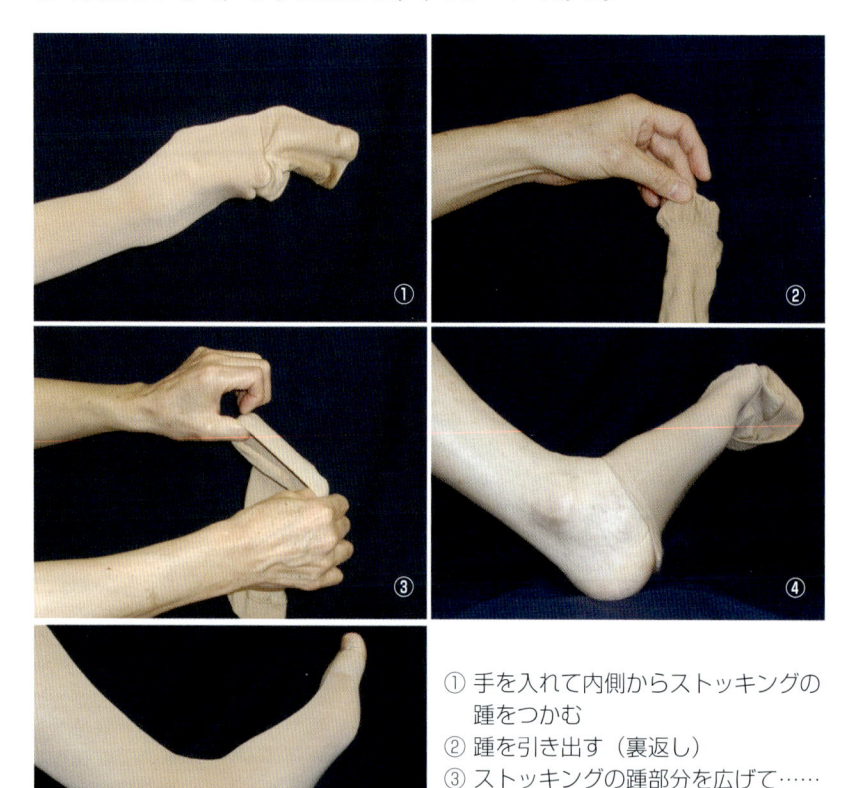

図 4-8　裏返し法

c) 手袋を用いる方法

　素手では力が入らない場合でも，手袋を付けると力が入りやすくなる。手袋の素材はゴムや木綿のものがよいと言われている。

4. 圧迫療法と生活指導

d) 道具を用いる方法

バトラー, ダッフンダナーなど, 弾性ストッキング着脱用の各種道具が開発されている.

①ダッフンダナー (Doff N Donner)

シリコン製の袋状の中に液体が入った構造で, 弾性ストッキングをその周囲に巻き付けて装着し, 簡単に穿けるようになっている.

図4-9　ダッフンダナー
bのようにストッキングを巻きつけてセットする.

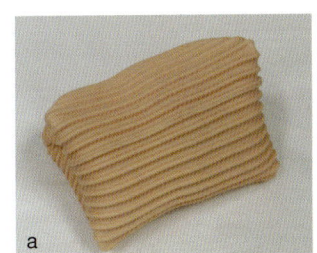

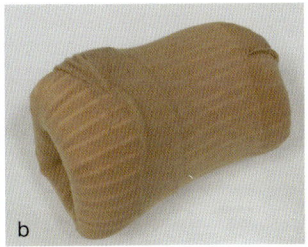

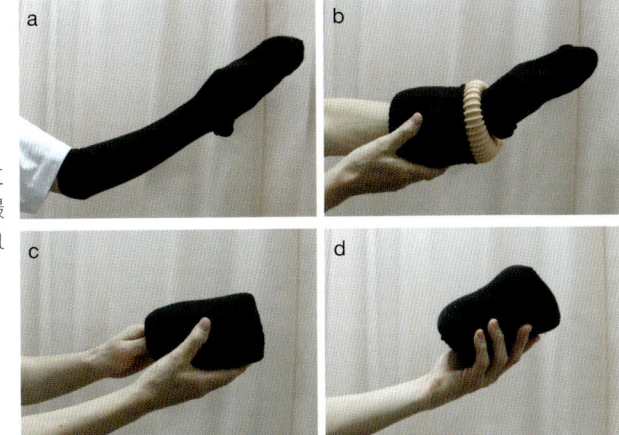

図4-10　ダッフンダナーのセット-1
腕を使ってダッフンダナーにストッキングを装着する. 最初にストッキングに腕を入れ (a), 腕を抜きながらダッフンダナーで巻き取る (b, c) ことで装着できる (d).

図 4-11 ダッフンダナーのセット-2
専用のポールを用いてセットする．ポールにストッキングを被せ，ダッフンダナーを下まで入れて（a）から，巻き上げる（b）ことで装着できる．

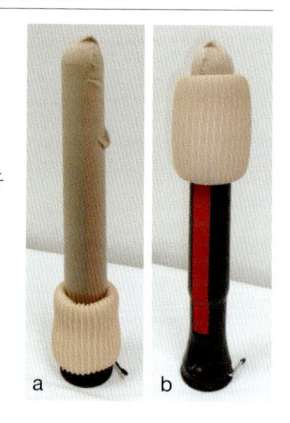

ダッフンダナーを滑らせると弾性ストッキングが簡単に穿ける．他人に穿かせることも自分で穿くこともできる．

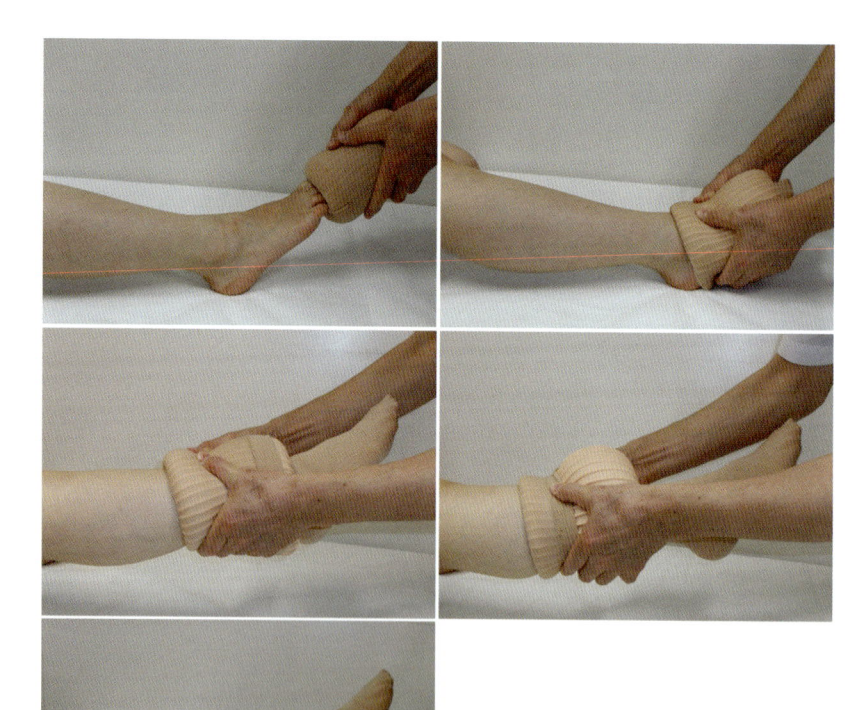

図 4-12 ダッフンダナーによる弾性ストッキング着用

②バトラー

バトラーには自分で穿くタイプ（図4-13）と人に穿かせるタイプ（図4-14）がある．

表面にコーティングを施し滑りやすくした金属性の器具である。バトラーにストッキングを装着し，開いた穴に足を突っ込むことで簡単に穿けるようになっている（図4-18参照）。

図4-13　自分で穿くためのバトラー

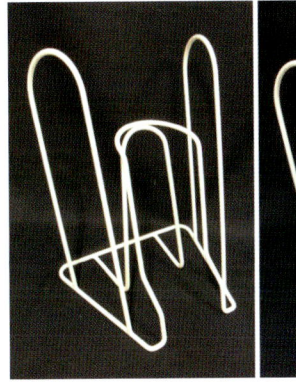

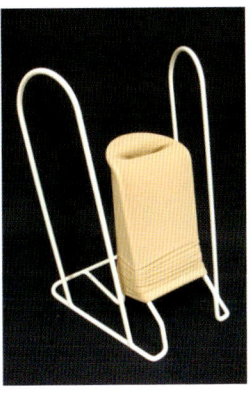

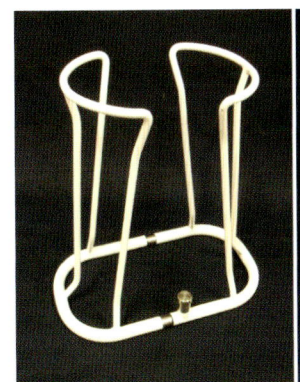

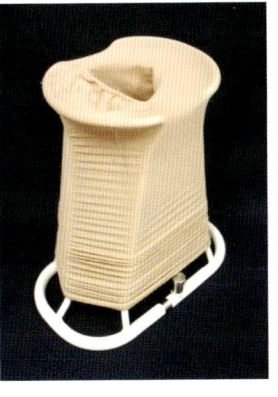

図4-14
他人に穿かせるためのバトラー

③サークエイド（CircAid）

弾性ストッキングが難しい時には，サークエイド（CircAid）が有用なことがある（図4-15）。マジックテープで固定するようになっているため，自由な圧力で圧迫することができる。また，着脱時に弾性ストッキングに比べて力が要らない利点がある。

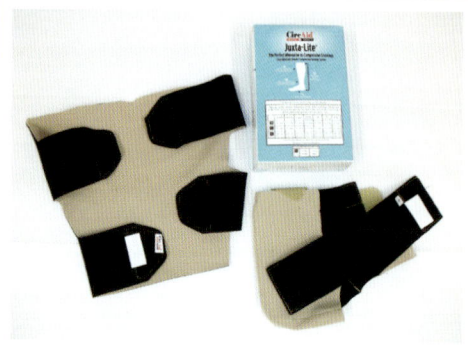

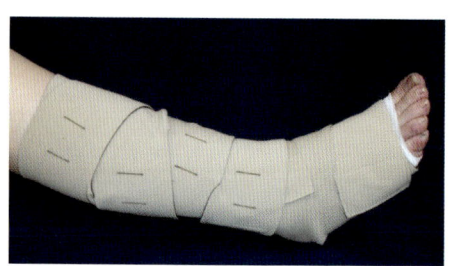

図 4-15　サークエイド
肥満例や痛みの強い例にはサークエイド（CircAid）が有用である．

D　うっ滞性潰瘍に対する圧迫療法

　　うっ滞性潰瘍（図 4-16）の治療は圧迫療法が基本である。うっ滞性潰瘍の原因が下肢静脈のうっ滞であることに気づかず，長年ガーゼ交換のみを繰り返している例は決して少なくない。うっ滞性潰瘍は圧迫療法をしなければ治らない。逆に言うと，圧迫療法をすれば静脈瘤を治療しなくても潰瘍が改善することは稀ではない。実際，手術待ちをしている 2～3 週間に適切な圧迫療法をしていたら，手術前に潰瘍が治ってしまったというケースも多々ある。正しい圧迫療法を気長に着実に行うことで，うっ滞性潰瘍は治癒する。
　　すなわち，静脈瘤治療の成否がうっ滞性潰瘍の予後を決めるのではなく，正しい圧迫療法をするかどうかで静脈瘤治療の成否が決まるのである。たとえ，静脈瘤を完璧に治療したとしても，術後の圧迫療法を継続しないと，潰瘍が再発するケースが非常に多い。

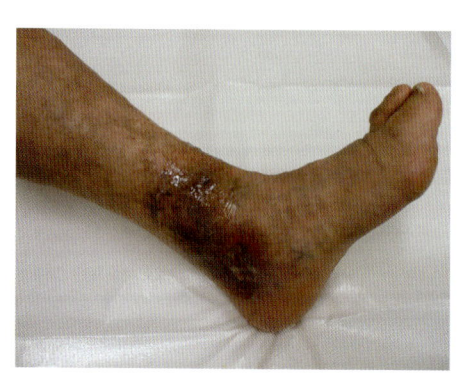

図 4-16　典型的なうっ滞性潰瘍

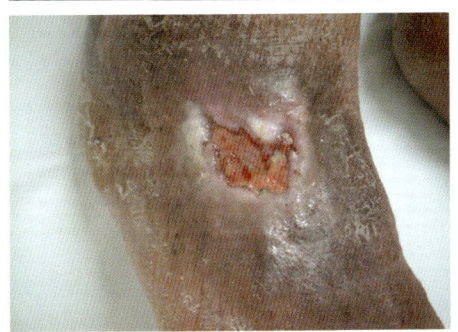

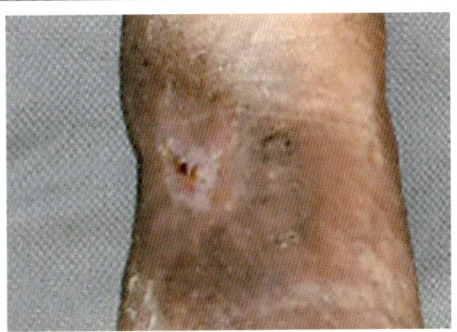

図4-17　圧迫療法のみで治療した二次性静脈瘤によるうっ滞性潰瘍

　うっ滞性潰瘍に対する圧迫療法は，潰瘍のある部分にスポンジを当てて圧迫を強め，弾性包帯を巻いた上にさらに弾性ストッキングを穿いて，安定した圧迫力を保つのが理想である（図4-18a，b）。

　包帯の上に弾性ストッキングを穿くのは自力では不可能なので，バトラーやダッフンダナーなどの道具が有用である（図4-18c，d）。また，治癒に至ってからも，圧迫療法を継続する必要がある。包帯の捲き方や道具の使い方など家人の協力も必要である。

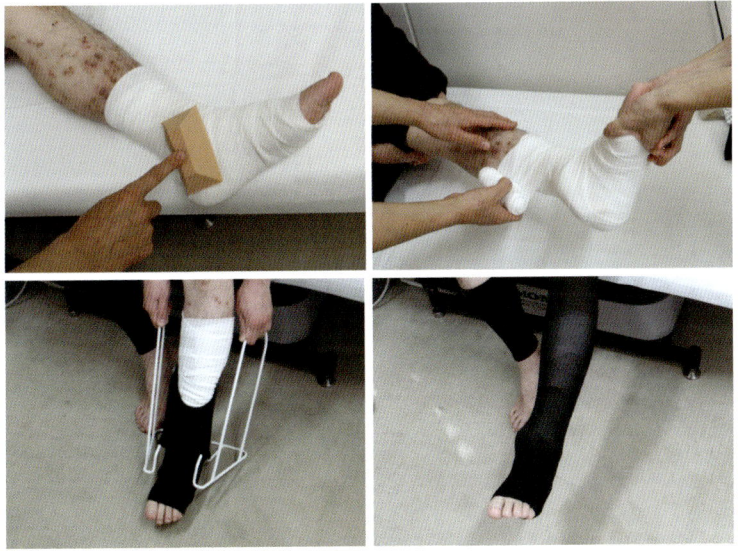

図4-18　うっ滞性潰瘍に対する圧迫療法
a，b：　圧迫スポンジをあてて，その上から弾性包帯を巻く．
c，d：　弾性包帯の上から弾性ストッキングを穿く．バトラーを利用している．

4. 圧迫療法と生活指導

■ある実験

　潰瘍のある場合には，痛みが強いため弾性ストッキングの着用が困難なことも多く，弾性包帯のみで圧迫療法を行わざるを得ないこともある．圧の強さは30〜40mmHg程度でよいと思われるが，実際にどれくらいの圧力で捲けているかを知るのは難しい．

　筆者らは，看護スタッフ15名に協力を要請して実験を行った．パームQ（圧測定機）を使い，30mmHgを目標に包帯を5回連続で捲くというものである．最初の1回はまったく自己流で捲いて測定結果を見た．2回目からは前の回の結果を参考に，30mmHgを目指して捲き具合を調節した．30mmHgとの誤差（絶対値）を経時的にグラフ化してみた（図4-19）．回を追うごとに精度が増し，スタッフの技量も平均化しているのがわかる．圧測定器を利用して捲くことで，包帯を捲く圧の強さを体感できたことがうかがわれる．パームQは褥瘡予防用に備品としてある施設も多いと思われる．一度試してご覧になるのはいかがだろうか？

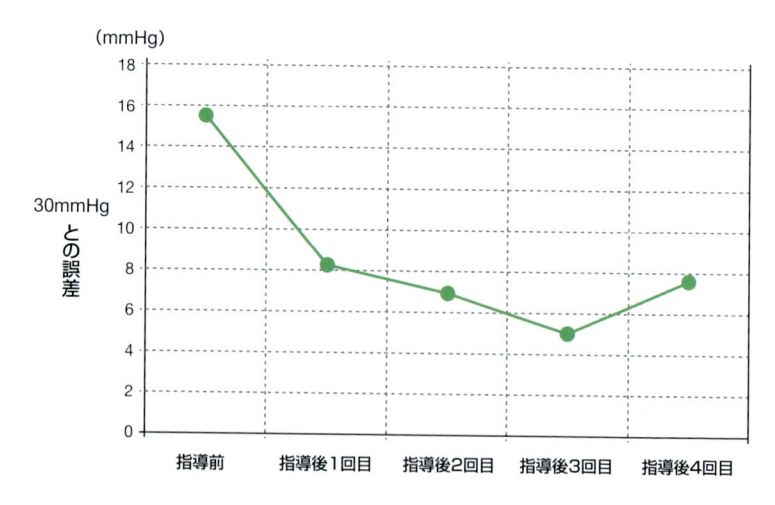

図4-19　30mmHgを目標に弾性包帯を捲いた時の経験曲線
下腿に巻いた弾性包帯の圧と目標値（30mmHg）との誤差が次第に縮まっている．ただし，指導後3回目が最も成績がよく，4回目は集中力の低下によるものか，やや成績は悪化した．

E 弾性ストッキングの合併症 文献 16

　弾性ストッキングは「侵襲的な治療ではない」と安易に考えがちだが，実はトラブルの多い治療用具である。ストッキングの穿きっぱなしによる皮膚炎は見過ごせない。また，ストッキングの端の部分が擦れることにより水疱形成が起こり得る。全国調査では，ストッキングの締め付けによる下肢切断例も報告されており，着用を指導した後の観察と継続した指導が重要である。

図 4-20　乾燥と発疹
スキンケア（保湿）を怠ると皮膚の乾燥（a）や発疹（b）の原因になる．

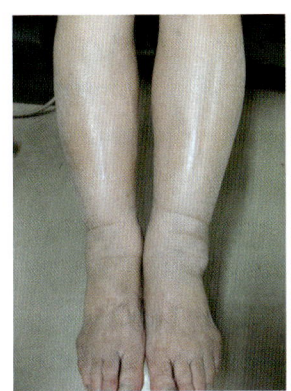

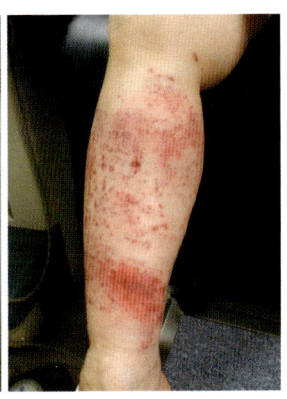

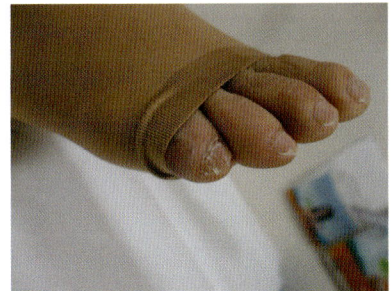

図 4-21　水疱形成
ストッキングの端の部分が擦れる（a）ことにより水疱形成が起こる（b，c）．

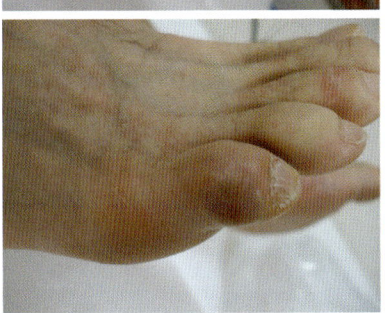

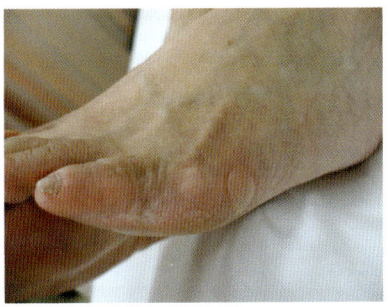

4. 圧迫療法と生活指導

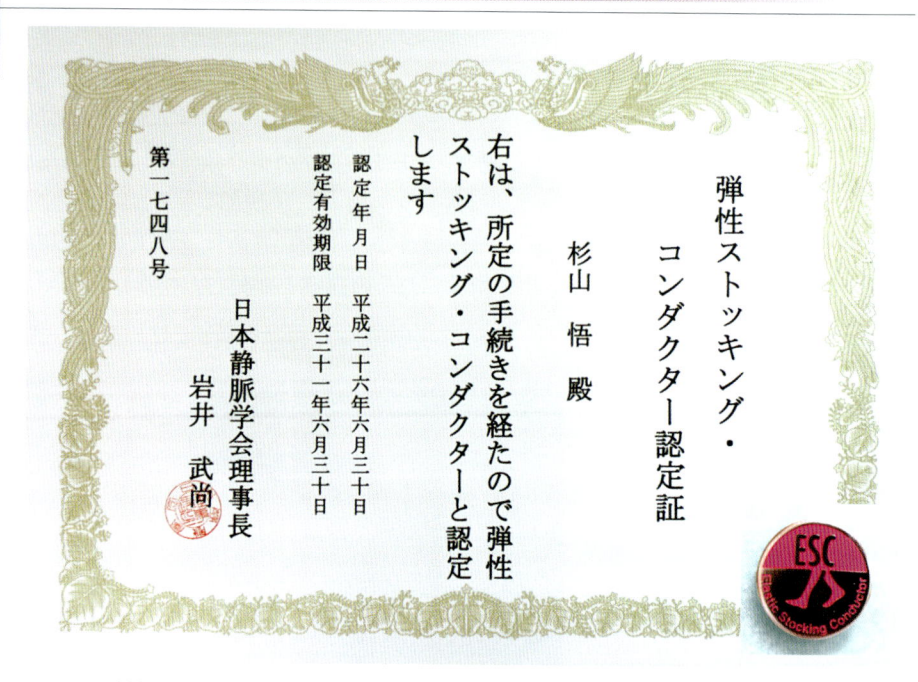

図4-22　弾性ストッキングコンダクターの認定証と徽章

　弾性ストッキングは正しく使えば有力な治療道具だが，着脱にコツが必要だったり，また使い方を間違うと合併症を起こすこともある。弾性ストッキングコンダクター有資格者は，弾性ストッキングの穿き方や脱ぎ方から合併症の観察まで，きめ細かく指導する仕事を担っており，下肢静脈瘤を治療する上で，欠くことのできない存在と言える。

　弾性ストッキングコンダクターは，所定の講習会を受けた後，一定の患者指導経験を報告することで認定される。詳細については日本静脈学会のホームページ（www.js-phlebology.org/japanese/sscc/index.html）を参照されたい。

あとがき

　本書を起稿するにあたって，30年以上前に出版された阪口周吉先生の手術書にも目を通した。ご著書が細部にわたって明快に記載してあることに，あらためて畏敬の念を抱かざるを得なかったが，ただひとつ，現在と大きく違っている点を発見した。それは，手術適応の項に，「70歳以下が目安」と書かれていることである。

　筆者は患者さん向けの別の書で，70歳以上は静脈瘤の「治療適齢期」と称して，有症状の下肢静脈瘤は高齢者こそぜひ治療を受けるようにとお勧めした。実際，70歳を超えた頃から筋の委縮が進んでうっ滞症状がより強くなるからである。この手術適応年齢こそが，血管内治療の時代になって従来のそれとはっきり変わった点と言えるだろう。

　単なる杞憂なのかもしれないが，うっ滞症状を持つ「治療適齢期」の患者さんが意を決して病院を訪れた時に，担当医が「もう年だし，そんなのは命に別条ないから治療なんかせずに放っておきなさい」と追い返せば，その患者さんは一生治療を受けるチャンスを失うかもしれない。

　下肢静脈瘤によるうっ滞症状に悩む「治療適齢期」の患者さんが，速やかに適切な治療を受けられ，一日も早く新しい楽しい人生を送ってほしいと願っている。

2015年6月

著者

参考文献

1) 杉山　悟, 清水康廣：Air Plethysmography による下肢静脈瘤患者の静脈機能評価と CEAP 分類．静脈学 2003; 14(5):361-366
2) 杉山　悟, 清水康廣, ほか：無侵襲検査からみた下肢静脈瘤の術式別の治療成績．静脈学 2006;17(3):191-196
3) 松原　進, 杉山　悟：下腿不全穿通枝の評価法の考案とその評価（膝窩静脈圧迫法）．超音波検査技術 2009;34(4): 453-458
4) 杉山　悟, 因来泰彦：下肢静脈瘤に対する Varady hook を用いた stab avulsion の工夫．静脈学 2010;21 (3):263268
5) 佐戸川弘之, 杉山　悟, ほか：下肢静脈瘤に対する血管内治療のガイドライン．静脈学 2010;21(4):289-309
6) 杉山　悟, 松原　進, ほか：ストリッピング術後に残存する下腿部伏在静脈の逆流と不全穿通枝が下肢静脈機能に及ぼす影響．静脈学 2011;22(3):239-244
7) Gloviczki P, et al: The care of patients with varicose veins and associated chronic venous diseases: clinical practice guidelines of the Society for Vascular Durgery and the American Venous Forum. J Vasc Surg 2011;53:2S-48S
8) 杉山　悟：弾性ストッキングの現状とエビデンス：下肢静脈瘤における弾性ストッキングの治療効果と弾性ストッキングコンダクターの役割．静脈学 2012;22 (3):221-226
9) Sugiyama S, Matsubara S, et al: The influence of residual below-knee reflux and incompetent Perforationg veins on venous function after stripping surgery. Annals of Vascular Diseases 2013;6(2):159-163
10) 杉山　悟, 内田發三, ほか：看護師の静脈機能と弾性ストッキングの効果．静脈学 2013;24(1):17-21
11) 杉山　悟, 宮出喜生, ほか：自覚症状の改善度からみた下肢静脈瘤の治療成績．静脈学 2014;25(3):320-325

12) 杉山　悟, 宮出喜生, ほか：ラジオ波を用いた下肢静脈瘤に対する血管内治療の短期成績．静脈学 2014;25(3):291-296

13) 杉山　悟, 松原　進, ほか：pulsatile saphenous vein の臨床像．静脈学 2014;25(3):340-345

14) 杉山　悟, 松原　進, ほか：広島逓信病院における下肢静脈瘤治療の現状と自覚症状の改善度からみた治療成績．逓信医学 2014;66(3):139-144

15) 杉山　悟：伏在静脈瘤に対する血管内高周波（ラジオ波）焼灼術の実際．静脈学 2014;25(4):421-429

16) 杉山　悟, 東　信良, ほか：弾性ストッキングの合併症に関するサーベイ．静脈学 2014;25(4):403-409

17) 佐戸川弘之（編）：静脈エコー動画プラス．中山書店，東京，2007

18) 八巻　隆：下腿不全穿通枝．MB Derma 2004;89:50-55

19) 杉山　悟, 清水康博：比較的まれな下肢静脈瘤・最新テクニック下肢静脈瘤の診療．岩井武尚 編，第 1 版，38-40，中山書店，2008

索 引

あ
圧迫療法 118
泡状硬化剤　　　102
アンチトロンビンⅢ欠損症 … 65
一次性静脈瘤 … 10
陰部静脈瘤 … 48, 105
うっ滞症状 … 13
うっ滞性潰瘍 … 118
うっ滞性皮膚炎 … 2

か
ガイドライン … 64
下腿部（Cockett）穿通枝 … 41, 106
滑液包 … 54
合併症 … 85
カラードプラ … 39
空気容積脈波 … 8
脛骨神経 … 80, 84, 87
血栓性静脈炎 … 86
硬化剤 … 102
硬化療法 … 101
高周波（ラジオ波）焼灼機器 … 60
高周波（ラジオ波）焼灼術 … 80
抗リン脂質抗体症候群 … 65
骨盤内静脈うっ滞症候群 … 48

さ
サークエイド … 117
色素沈着 … 86
膝窩静脈 … 33
膝窩静脈圧迫法 … 43
小伏在静脈 … 5, 33
静脈うっ滞 … 14
静脈洞 … 7

神経損傷 … 86
心室中隔欠損 … 104
深部静脈 … 3, 7
深部静脈血栓症 … 53, 88
心房中隔欠損 … 104
水疱 … 85, 121
水疱予防 … 110
浅腸骨回旋静脈 … 4
穿通枝 … 3, 6
先天性静脈形成異常 … 49
総腓骨神経 … 87

た
大腿部（Dodd）穿通枝 … 41, 106
大伏在静脈 … 4
ダッフンダナー … 115
弾性ストッキングコンダクター … 122
弾性ストッキング … 111
　効用 … 111
　合併症 … 121
　穿き方 … 112
ドーナツ型マーカー … 76
ドプラゲイン … 22
ドプラフィルタ … 22
ドプラレイアウト … 22

な
肉離れ … 55
二次性静脈瘤 … 10

は
肺血栓塞栓症 … 88
バトラー … 117
パームＱ … 120
パルスドプラ法 … 21

膝関節痛 … 15
膝痛 … 3
膝部（Boyd）穿通枝 … 41
腓腹神経 … 5, 84, 87
表在静脈 … 3, 4
伏在神経 … 5, 87
伏在静脈-大腿静脈接合部 … 4, 76
伏在静脈-膝窩静脈接合部 … 5, 34, 76
不全穿通枝 … 6, 41
フットスリップ … 113
プロテインC欠損症 … 65
プロテインS欠損症 … 65
プローブ … 18
プローブコントロール … 24

ま
マーキング … 63
麻酔 … 65
ミルキング … 26

ら
ラロキシフェン … 65
卵円孔開存 … 104
瘤切除（術） … 93, 94
レーザー焼灼機器 … 61
レーザー焼灼術 … 82

A
air plethysmography（APG） … 8
atrophie blanche … 12

C
CEAP 分類 … 10
CircAid … 117
CIVIQ … 16
ClosureFast … 60

D
Doff N Donner … 115
DVT（deep vein thrombosis） … 53
duplex scanning … 21

E
ElVeS レーザー … 61
endogenous heat-induced thrombus（EHIT） … 87
ejection fraction（EF） … 9
ejection volume（EV） … 9

G
Giacomini 静脈 … 5

I
IPV（incompetent perforating vein） … 6, 41

K
Klippel Trenauney 症候群（KTS） … 10, 49, 107

L
LEED … 82
lipodermatosclerosis … 12

M
milking … 26

索 引

P
pelvic congestion syndrome（PCS） … 48
pigmentation … 12

R
residual volume fraction（RVF） … 9
residual volume（RV） … 9
reticular veins … 11

S
sapheno-femoral junction（SFJ） … 4, 76
sapheno-popliteal junction（SPJ）
　… 5, 34, 76
saphenous compartment … 4, 36, 79, 98
SSV（small saphenous vein） … 33
stab avulsion technique … 93, 96

T
teleangiectasia … 11
Tessari 法 103 …
tumescent local anesthesia（TLA）
　… 78, 79, 94

V
valsalva 負荷 … 26
Varady hook … 95
Venefit … 60
venous filling index（VFI） … 9
venous volume（VV） … 8

編著者略歴

杉山 悟（すぎやま さとる）

- 1960 年　香川県高松市出身
- 1985 年　岡山大学医学部卒業
　　　　　三豊総合病院，岡山労災病院で研修
- 1993 年　広島通信病院外科（現部長）

主な資格　外科専門医・指導医，脈管専門医
　　　　　下肢静脈瘤血管内焼灼術指導医

松原 進（まつばら すすむ）

- 1966 年　広島県呉市出身
- 1989 年　岡山大学医学部附属診療放射線技師学校卒業
- 1991 年　広島通信病院　放射線室（現技術主任）

主な資格　保健衛生学士，超音波検査士（消化器），
　　　　　血管診療技師（CVT）

- 本書の複製権・翻訳権・上映権・譲渡権・公衆送信権（送信可能化権を含む）は，株式会社ヌンクが保有します．
- JCOPY 〈（社）出版者著作権管理機構　委託出版物〉
- 本書の無断複製は著作権法上での例外を除き禁じられています．複製される場合は，そのつど事前に，（社）出版者著作権管理機構（電話 03-3513-6969，FAX 03-3513-6979，e-mail: info@jcopy.or.jp）の許諾を得てください．

そくせんりょく
即戦力
かしじょうみゃくりゅうしんりょうじっせんがいど
下肢静脈瘤診療実践ガイド　　　　ISBN978-4-7878-2198-0　C3047

2015 年　7 月 10 日　第 1 版　第 1 刷発行

定　価　カバーに表示してあります	**発売所**　株式会社 診断と治療社
編著者　杉山　悟	東京都千代田区永田町 2-14-2
発行所　株式会社ヌンク	山王グランドビル 4F（1000014）
東京都大田区南六郷 2-31-1-216（1440045）	TEL 03-3580-2770（営業部）
TEL 03-5744-7187（代）	FAX 03-3580-2776
FAX 03-5744-7179	郵便振替　00170-9-30203
info@nunc-pub.com	eigyobu@shindan.co.jp（営業部）
http://www.nunc-pub.com	http://www.shindan.co.jp/
	印刷・製本　株式会社 加藤文明社印刷所

©2015 杉山　悟　　　　　　　　　　　　　　　　　　　　　　検印省略
Printed in Japan　　　　　　　　　　　　　　　落丁・乱丁本はお取替え致します

株式会社ヌンク　東京都大田区南六郷2-31-1-216（〒1440045）
TEL03-5744-7187　FAX03-5744-7179

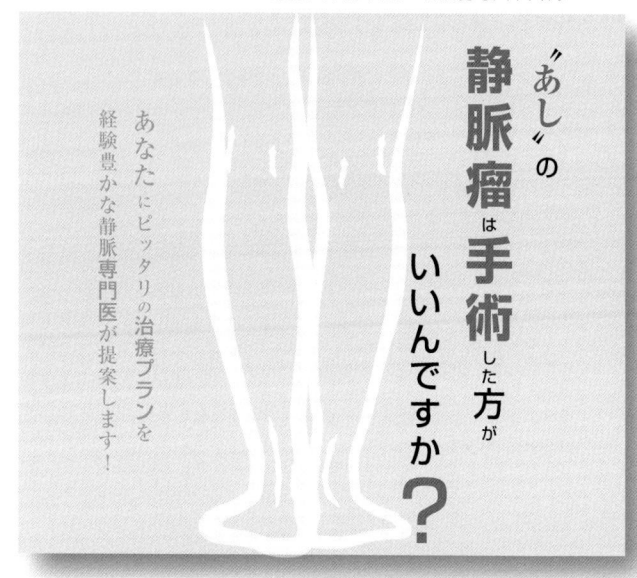

"あし"の静脈瘤は手術した方がいいんですか？

あなたにピッタリの治療プランを経験豊かな静脈専門医が提案します！

定価
本体1200円
＋税

著　杉山　悟
広島逓信病院　外科部長

- ▶ 足が疲れやすい
- ▶ こむらがえり（足がつる）
- ▶ かゆい
- ▶ 生理の時に痛い
- ▶ 膝が痛い・腰が痛い
- ▶ 血栓が詰まるのが心配・突然死すると言われたので心配
- ▶ 肌の色が茶色に変色してきた

外来での患者さんとのやり取りを思い描きながら書きました……
診察室に入って来られたつもりで読んでください。
表題の「"あし"の静脈瘤は手術した方がいいんですか？」を
はじめとして、多くの疑問が解けるはずです。

第1章■下肢静脈瘤って　なに？　　　　　第4章■下肢静脈瘤の治療って　どーするの？

第2章■下肢静脈瘤の症状って　どんなの？　第5章■下肢静脈瘤の治療　素朴な疑問あれこれ

第3章■下肢静脈瘤の検査って　なにするの？　第6章■静脈と人生論・幸福論

---

http://www.nunc-pub.com